中国医学临床百家·病例精解

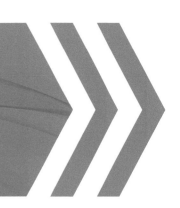

山西医科大学第二医院

泌尿外科 病例精解

总主编　李　保　赵长青
主　编　郝　川　兰晓煦
副主编　李承勇　郭晓华
编　委　（按姓氏音序排列）
　　　　顾　勇　郭　超　郭　强　郝志轩　李双平
　　　　裴　亮　任来成　史　舒　王振兴　张九丰

科学技术文献出版社
SCIENTIFIC AND TECHNICAL DOCUMENTATION PRESS
·北京·

图书在版编目（CIP）数据

山西医科大学第二医院泌尿外科病例精解/郝川，兰晓煦主编. —北京：科学技术文献出版社，2020.12
ISBN 978-7-5189-7535-8

Ⅰ.①山… Ⅱ.①郝… ②兰… Ⅲ.①泌尿系统疾病—病案—分析 Ⅳ.① R69

中国版本图书馆 CIP 数据核字（2020）第 257978 号

山西医科大学第二医院泌尿外科病例精解

策划编辑：胡 丹　　责任编辑：胡 丹　　责任校对：王瑞瑞　　责任出版：张志平

出　版　者	科学技术文献出版社
地　　　址	北京市复兴路 15 号　邮编 100038
编　务　部	（010）58882938，58882087（传真）
发　行　部	（010）58882868，58882870（传真）
邮　购　部	（010）58882873
官　方　网　址	www.stdp.com.cn
发　行　者	科学技术文献出版社发行　全国各地新华书店经销
印　刷　者	北京虎彩文化传播有限公司
版　　　次	2020 年 12 月第 1 版　2020 年 12 月第 1 次印刷
开　　　本	787×1092　1/16
字　　　数	131 千
印　　　张	11.5
书　　　号	ISBN 978-7-5189-7535-8
定　　　价	88.00 元

序

医疗技术的突飞猛进和交叉融合给健康带来了福音，大数据和人工智能的开发利用把医疗技术推向一个以往难以企及，但如今却可能成为现实的时代。随着这些新理念、新技术的落地，医疗健康日益受到人们的重视。毋庸置疑，这些技术都是借助医务人员的智慧与汗水，通过一个个具体的案例完成的。如果能把这些案例加以归类、总结、提炼和升华，那么这些案例将不再仅仅是存在于医院病案室的档案，而是可以借助出版平台进一步传播，让更多的临床医师快速掌握疾病的诊疗思路、提高诊疗水平的阶梯。如此，原本局限于某家医院某个科室的一个案例，完全有可能通过多层次大范围的链接，延伸为可供临床借鉴和参考的范例，最大限度地发挥其示范效应，最终使患者获得最大的受益，即临床治疗的效果。这一实践也正好符合分级诊疗和医疗资源下沉的顶层设计。

随着诊疗技术的发展和对疾病诊疗精准化的要求越来越高，专业的划分也越来越细，因此一本书中难以包罗万象。我们以丛书的形式，将临床多个学科的案例进行分门别类的梳理，以便最大限度地展示相关学科精彩纷呈的工作。阅读这套丛书，读者会从另一个侧面感受到医务人员鲜为人知的故事，比如为了开展一项新技术，如何呕心沥血，千里迢迢甚至远涉重洋，学习交流取经；为了治疗一种复杂疾病，如何组织多学科协作公关等。有时风平浪静，有时惊涛骇浪，无论遇到什么情况，作为实施医疗工作的一线人员，总是犹如千里走单骑，又犹如弹奏钢琴曲，可谓剑胆琴心。

　　这套丛书的一个亮点是按照病历摘要、病例分析和病例点评的编排体系，把每个病例按照临床实践中三级医师负责制的实际工作场景真实地予以再现，从中可以看到专业理论、医疗技术、临床思维有机结合的精彩画面。这样编排的好处是有利于临床医师和有一定文化背景的非专业人士，对某一疾病透过现象看本质，从疾病的主诉入手，利用现有的和可以进一步检查得到的资料，由浅入深，由此及彼，最终获得规律性的素材，据此抽丝剥茧，通过逻辑推断，获得正确的认识和结论，即临床诊断；接下来进行相关的个性化治疗，为广大患者造福。可以毫不夸张地讲，疾病诊断和治疗的过程有时候丝毫不亚于福尔摩斯对复杂案例的侦探和破解。

　　值此山西医科大学第二医院百年华诞之际，我们策划出版《山西医科大学第二医院病例精解》系列丛书，通过病例这个媒介，记录下我们医院百年来各科室的优秀学术思想和成果。如果把一个个的案例比作鲜花丛中的一朵朵蓓蕾的话，那么该系列丛书必将喷薄出醉人的芳香，将为实现人人健康、全民健康、全程健康的顶层设计做出贡献。

李保 　赵志青

二〇一九年一月十九日

前　言

山西医科大学第二医院百年华诞之际，医院策划出版"病例精解"系列丛书，泌尿外科以此为契机，编纂了《山西医科大学第二医院泌尿外科病例精解》一书。

我院泌尿外科始创于 1956 年，是山西省设立最早的泌尿外科专科，现为山西省医学重点建设学科。自科室成立之日起，老一辈医学家们精湛的医术及严谨的治学态度便薪火相传。泌尿外科建立了查房巡诊制度及多学科联合查房会诊制度，几十年来积累了大量的常见病、少见病及罕见病的诊治病例。这些病例诊疗记录完整、诊治经过详尽，本书汇集了这些珍贵的资料内容，具有极高的临床参考价值。

本书分为 9 个章节，共 48 个病例，内容涵盖了男性生殖系统先天性畸形、泌尿系统损伤、男性生殖系统感染、泌尿系统梗阻、尿石症、男性生殖系统肿瘤、肾上腺疾病、肾囊性疾病及其他泌尿疾病。每个病例不仅以详细的文字对症状、体格检查、辅助检查、诊疗经过进行描述，更配有精美的图片。这些真实的案例是临床思辨的记录，是对泌尿外科专业知识深入的探讨，也是编者们在临床实践中获得的体会。愿本书可以为泌尿外科青年医师提供临床诊断和治疗的参考，同时希望广大读者对书中内容多提宝贵意见，以便日后及时修正。

延续百年传承，立足新的时代。山西医科大学第二医院泌尿外科将继往开来，再续新篇。向我科的非凡历史及为科室做出巨大贡献的前辈致敬！向我科精医图强的传承精神致敬！感谢所有对本书编写付出努力的医师、医学生及相关人员，是他们在繁忙的工作之余付出了艰辛的努力才使本书得以顺利出版！本书承蒙科学技术文献出版社厚爱，在此一并深表感谢！

2020 年 5 月

目 录

第一章
男性生殖系统先天性畸形

001　尿道下裂 1 例

病历摘要

患儿，男性，11 岁。主因"包皮过长"就诊，无尿频、尿痛、排尿困难症状。

[**既往史**] 既往体健。

[**体格检查**] 体温 36.4 ℃，脉搏 88 次/分，呼吸 20 次/分，血压 113/79 mmHg，心肺未见异常，腹软，无压痛及反跳痛。

[**专科检查**] 阴茎下屈畸形，下屈约 10°，尿道外口位于阴茎腹侧冠状沟下约 0.5 cm 处，包皮于阴茎背侧呈帽状堆积，系带处缺失，排尿时向前下喷洒，尚可呈线。阴囊发育正常，双侧睾丸未见明显异常。

[入院诊断] 尿道下裂（冠状沟型）。

[治疗经过] 积极完善术前相关检查，行尿道下裂前尿道重建术。距冠状沟 0.5 cm 处环形切开包皮至白膜，沿白膜向下游离至阴茎根部，测量尿道口位于阴茎腹侧距阴茎头正常开口处约 4.0 cm。于背侧包皮内外板交界处切开约 1.5 cm × 5.0 cm 长条形皮肤，沿皮下组织分离，成一条带蒂皮瓣，修剪尿道外口，将带蒂皮瓣转至腹侧，从尿道口置入 F10 硅胶管，皮瓣包绕硅胶管缝合，并与尿道口吻合。然后纵行剖开龟头，皮管远端与龟头切开处缝合，将皮管与白膜固定。背侧包皮沿中线纵行剪开约 3.0 cm，与冠状沟包皮缝合，修剪多余皮肤，覆盖尿道并缝合。阴茎加压包扎，术毕。术后予以抗菌药物治疗 1 周，1 个月后拔除硅胶尿管，尿道外口愈合好，排尿向前呈直线，阴茎无明显下屈。

病例分析

尿道下裂是因为前尿道发育不全，导致尿道外口非正常位置的一种阴茎畸形，发病率为 0.2% ~ 0.44%。根据尿道口位置可分 4 种类型，其中以阴茎头、冠状沟型最为常见，约占 50%。

典型的解剖学有 3 个特征：①异位尿道口；②阴茎下屈畸形，轻度 <15°，中度 15°~35°，重度 >35°；③包皮的异常分布，系带缺如，背侧呈头巾状堆积。可有阴囊分裂、阴茎阴囊转位、小阴茎、重复尿道等伴发畸形。重度尿道下裂合并隐睾、阴茎阴囊转位的患者，需通过染色体与性激素鉴定，并行直肠指诊、超声、CT等检查，以排除两性畸形。

手术矫正是治疗尿道下裂唯一有效的办法，手术时间一般建议在出生后 6 个月，以减少患儿心理发育的不良影响。对于阴茎发育较差的，术前可应用绒毛膜促性腺激素，促进阴茎发育，使得尿道口相对前移，减轻严重程度。尿道下裂手术方式有 200 多种，但无一能适用于所有患者。手术治愈标准：①阴茎下屈矫正，接近正常；②尿道口位于龟头正位；③可站立排尿，无排尿困难，成年后可进行正常性生活。

病例点评

　　该患者手术方式采用带蒂的阴茎皮瓣来重建尿道，但对于包皮欠缺的，需取自体的舌黏膜或口腔黏膜来重建尿道。术中尽量避免成形尿道缝合处与皮肤缝合处位于同一平面，应在尿道与皮肤之间取带蒂的血运较好的筋膜予以低张力覆盖，达到"防水层"效果，从而减少尿瘘发生。建议术中留置带凹槽或侧孔的硅胶尿管，可用于术后冲洗尿道和利于尿道分泌物排出，以减少感染的概率。术后需注意减少阴茎勃起，避免张力过高导致出血、撕裂及发生尿瘘。

　　重度尿道下裂常需要分期手术治疗，先矫正下屈畸形，后重建尿道。手术常有修复失败的风险，多由阴茎腹侧包皮成形尿道瘢痕挛缩导致，有尿瘘、尿道狭窄可能。目前对于复杂性尿道下裂修复失败后再次手术的治疗效果仍难以达到满意效果。

参考文献

1. 徐月敏. 尿道修复重建外科学. 北京：人民卫生出版社，2010：41 – 44.
2. 黄翼然. 泌尿外科手术并发症的预防与处理. 上海：上海科学技术出版社，2014：308 – 313.

（裴亮）

002　隐睾1例

📋 病历摘要

患儿，男性，2岁。主因"发现右侧阴囊空虚半年"入院。

[现病史] 患儿6个月前被发现右侧阴囊空虚，无发热、腹痛、腹泻、恶心、呕吐等不适，局部无红、肿、热、痛等症状，哭闹、咳嗽时未见右侧腹股沟区肿块，就诊于我院，诊断为"右侧隐睾"，给予内分泌治疗（绒毛膜促性腺激素疗法）效果差。为求进一步手术治疗再次就诊于我院，以"右侧隐睾"收住我科。患儿入院以来精神、食欲可，无明显消瘦，大小便正常，夜间睡眠好。

[既往史] 胎龄35周，无其他特殊疾病病史，无家族遗传病史。

[专科检查] 右侧腹股沟区可触及约0.8 cm大小肿块，质中，表面光滑，边界清楚，以手沿腹股沟向下推送时，未见睾丸被推入阴囊。右侧阴囊空虚，左侧睾丸及附睾未见明显异常。

[辅助检查] 阴囊彩超检查示右侧阴囊空虚，腹股沟区可探及一椭圆形均匀低回声区，约0.6 cm×0.8 cm大小；左侧睾丸及附睾未见明显异常；血常规、凝血试验、肝肾功能、血电解质均正常；胸片及心电图正常。

[入院诊断] 右侧隐睾。

[治疗经过] 全麻下行右侧睾丸松解固定术。

🔬 病例分析

隐睾是指一侧或双侧睾丸停在下降路径中的任何一个部位，如后腹膜、腹股沟管或阴囊内高处而未能进入阴囊，也可称为睾丸未降。发生原因可能是胚胎期母体的内分泌不足，这类大多表现为双侧隐睾；也可能是机械因素使睾丸在下降过程中在某处受阻，两者比例约 1∶4。早产儿中其发生率明显增高，最常见的位置是位于腹股沟管外环口附近，多数在出生后 3～6 个月内自行下降到阴囊。若 1 岁以后睾丸仍未下降，可短期应用内分泌治疗，超过 2 岁未下降，应采用睾丸固定术将其拉下。隐睾的主要并发症是不育和癌变，即使手术，恶变风险仍是正常人的 20～40 倍。因此长期随访和监测睾丸发育及其功能是非常必要的。

隐睾应与以下疾病相鉴别：①单侧睾丸缺如，较为少见，在男性中约占 1/5000，因性腺未发育或在妊娠早期胎儿睾丸发生扭转，血管栓塞而退化。在手术探查中可找到附睾、输精管及精索封闭呈盲端，不见睾丸。②睾丸回缩，阴囊发育良好，以手沿腹股沟向下推送时，睾丸可被轻轻推入阴囊；亦可因提睾肌反射或寒冷刺激，睾丸回缩至腹股沟，阴囊内扪不到睾丸，但待腹部温暖，睾丸可复出。③腹股沟淋巴结，常与位于腹股沟部的隐睾相似，但淋巴结为豆形，质地较硬，大小不一，且数量较多，不活动，阴囊内睾丸存在。

🩺 病例点评

本病例为单侧隐睾，是常见的男性生殖器官先天性畸形。隐睾在诊治过程包括以下环节：①了解患者的年龄、生育史；②进行全面的体检和男性生殖系统的重点检查；③对隐睾进行检查和相关检验，明确诊断；④掌握内分泌治疗和手术治疗指征，确定治疗方案；⑤术后睾丸功能的随访及定期复查。

（郭超）

003 隐匿阴茎 1 例

病历摘要

患儿，男性，10 岁。主因"发现阴茎短小 1 年"入院。

[现病史] 1 年前父母发现患儿阴茎较同龄人短小，无红肿、疼痛、排尿困难，现就诊于我科。

[既往史] 未到过疫区，无有害及放射物接触史，无吸烟史、饮酒史。

[家族史] 父母体健，无家族遗传病。

[专科检查] 心、肺（－），腹软无压痛，肾区无叩痛。视诊可见阴茎短小，触之阴茎皮肤空虚，仅可触及小部分阴茎，无触痛，包皮可以下翻显露阴茎头，触之阴茎大小发育正常。双侧阴囊发育正常，双侧睾丸及附睾未触及异常。

[辅助检查] 胸部 X 线检查及心电图未见异常，泌尿系超声示双肾、输尿管、膀胱未见异常。

[入院诊断] 隐匿阴茎。

[治疗经过] 入院后完善相关检查，在全麻下行隐匿阴茎矫形术。

病例分析

隐匿阴茎是指具有正常海绵体直径的阴茎，由于阴茎体皮肤缺乏，导致阴茎显露长度短于正常人，表现为阴茎外观短小，阴茎皮肤触之空虚。严重的隐匿阴茎会造成排尿困难、感染、勃起疼痛，

笔记

并会导致患者出现心理障碍。

隐匿阴茎病因未明，一般认为原因有 3 种：①阴茎肉膜发育不良，形成无弹性的纤维条索，致使阴茎体的伸缩受到了限制；②阴茎肉膜异常附着于阴茎海绵体，使阴茎皮肤束缚在腹壁上，阴茎外观显露异常；③过度肥胖，导致会阴部大量脂肪掩埋了阴茎。

依据病因，手术方式常选用 Devine 术式。有研究表明，Devine 术式较适合轻、中度隐匿阴茎患者（包皮缺损 70% 以下）。该手术将阴茎体皮肤彻底脱套至阴茎根部后，清除耻骨上多余的脂肪组织，切除腹侧发育不良纤维索带，术后尽量深的将阴茎白膜固定至肉膜上，防止回缩。该术式针对隐匿阴茎的病因进行矫治，治疗效果良好，但切口过小，阴茎无法充分脱套松解。

Sugita 术式于背侧包皮正中纵向切开包皮内板，转向腹侧覆盖皮肤缺损，其余缝合固定步骤同 Devine 术式。Brisson 术式是在阴茎体上彻底离断包皮组织肉膜与阴茎体白膜之间的纤维索带，阴茎体皮肤完全脱套后，切断部分阴茎悬韧带，并在阴茎根部将海绵体白膜与皮肤进行垂直褥式缝合。该术式可以延长阴茎体并将其固定，使得阴茎皮肤更贴近阴茎体。与 Devine 术式相比，该术式较彻底地解决了隐匿阴茎的肉膜牵拉问题。

隐匿阴茎病因不明确，不同的患者根据病变情况可选用不同的手术方式，没有统一的治疗方式，部分患者可以通过减肥、阴茎的发育而自愈。故而对该病的手术方式、方法及治疗效果还需进一步研究、改进、完善，并加强随访。

病例点评

患儿被发现阴茎短小 1 年。视诊可见阴茎短小；触诊阴茎皮肤空虚，仅可触及小部分阴茎，无触痛，包皮可以下翻显露阴茎头，阴茎大小发育正常。根据病史及查体基本上可以诊断隐匿阴茎。患儿宜尽早进行手术矫正，年龄选择在 5 ~ 7 岁，以减少包皮龟头炎及影响阴茎发育。

该患儿阴茎大小发育正常，但大部分埋藏于耻骨上脂肪垫，影响身心健康，有明确的手术适应证。手术方式使用常规阴茎矫形术（Devine 术），此术式纵切缩窄的包皮环，并在狭窄环处向两侧环切，沿 Buck 筋膜将阴茎皮肤脱套至阴茎根部，同时切除纤维化的阴茎肉膜组织，并使阴茎皮肤与白膜固定，手术顺利，针对病因治疗，效果较好。

参考文献

1. WEIN A，KAVOUSSI L，PARTIN A，et al. Campbell-Walsh urology. Elsevier，2016：3374.

2. SRINIVASAN A K，PALMER L S，PALMER J S. Inconspicuous penis. Scientific World Journal，2011，11（6）：2559 – 2564.

3. DEVINE JR C J，JORDAN G H，WINSLOW B H，et al. Surgical approach to the concealed penis. Dial Pediatr Urol，1992，16（8）：6 – 8.

（郝志轩）

004. 包茎1例

病历摘要

患儿，男性，12岁。主因"发现包皮口狭小，不能上翻露出阴茎2周"入院。

[现病史] 患儿于2周前因包皮龟头炎就诊我院，体检发现患者包皮口狭小，不能上翻露出阴茎，诊断为"包茎、包皮龟头炎"。给予抗感染治疗后治愈。为求进一步诊治，以"包茎"收住我科。患儿入院以来精神、食欲可，大、小便正常，夜间睡眠好。

[既往史] 既往体健，无其他特殊病史，无家族遗传病史。

[专科检查] 患者阴茎大小如常，包皮口狭小，不能上翻露出阴茎，在其上缘可见到狭窄环，双侧睾丸及附睾未见明显异常。

[辅助检查] 血常规、凝血试验、肝肾功能、血电解质均正常，胸片及心电图正常，泌尿系彩超及腹部彩超正常。

[入院诊断] 包茎。

[治疗经过] 局麻下行包皮环切术。

病例分析

包茎分为先天性包茎和后天性包茎。包皮内板与阴茎头表面轻度的上皮粘连被吸收，包皮退缩，阴茎头外露。若粘连未被吸收，就形成了先天性包茎。后天性包茎多继发于阴茎头包皮炎症，使包皮形成瘢痕性挛缩。若包茎严重，可引起排尿困难甚至尿潴留。包皮垢积累时，可有阴茎头刺痒感。长期慢性刺激，可诱发感染与癌

笔记

变、白斑病及结石。

包茎应与以下疾病相鉴别：①包皮过长，包茎指包皮不能翻动，包皮口狭小；包皮过长则可用手把包皮翻开，让龟头露出来。②隐匿阴茎，患儿肥胖，包皮呈鸟嘴状，阴茎皮肤不附着于阴茎体，阴茎挤压试验阳性。

病例点评

包茎是常见的泌尿外科疾病。近年来，包皮环切术式也有了很大的改进，如袖套式包皮环切术，损伤更小，恢复更快，更易为患者接受。一般主张在 3 岁以后进行。未实施包皮环切手术时，护理上应注意阴茎局部的清洁卫生，经常洗涤，若包皮不能翻起，不要强行翻转；若能翻起清洗，洗毕要将包皮恢复到原来位置，以免造成嵌顿性包茎。若实施包皮环切手术，手术前 3 日需用温水清洗阴茎部。手术后除了注意用药，防止阴茎勃起出血发炎外，还应注意包扎敷料的干燥，万一被尿液浸湿应及时更换，一般术后 5 ~ 7 日拆线。

（郭超）

笔记

005 输尿管口囊肿 1 例

病历摘要

患者，女性，32 岁。主因"体检发现右肾积水 1 年"入院。无腰部胀痛、尿频、尿急、脓尿、排尿困难、血尿等不适，未予治疗。

[现病史] 1 周前复查泌尿系彩超示右肾结石、右肾轻度积水、右侧输尿管全程扩张、右侧输尿管下段结石、右侧膀胱壁内段处囊肿。

[个人及家族史] 既往体健。已婚，生育 1 子 1 女，无家族遗传病史。

[专科检查] 双侧腰部曲线存在对称；左肾区压痛、叩击痛（-），右肾区压痛、叩击痛弱阳性；双侧输尿管走行区压痛（-）；膀胱区未见局限性隆起，压痛（-）。外生殖器未见明显异常。

[辅助检查] ①泌尿系彩超示右肾结石、右肾轻度积水，右侧输尿管全程扩张、右侧输尿管下段结石，右侧膀胱壁内段处囊肿；②静脉肾盂造影（intravenous pyelogram, IVP）示右肾积水、右侧输尿管迂曲扩张，膀胱内可见蛇头样缺损（图 5-1）；③膀胱镜检查示右输尿管口可见球形膨大突起肿块，节律性收缩充盈，喷尿，考虑输尿管口囊肿。

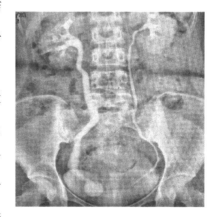

图 5-1 静脉肾盂造影示
右输尿管口囊肿

[**入院诊断**] 右输尿管口囊肿，右肾结石，右肾积水，右侧输尿管结石。

[**治疗经过**] 积极完善相关检查，明确诊断，排除手术禁忌，于全麻下行经尿道右输尿管口囊肿电切术，切开输尿管口囊肿，可见米粒大小黄色结石自输尿管口滑出，术后予抗感染、补液、止痛、膀胱冲洗等对症及支持治疗。

病例分析

输尿管口囊肿又称输尿管膨出，是指膀胱内黏膜下输尿管末端的囊状扩张，膨出的外层为膀胱黏膜，中间为薄层肌肉层胶原组织，内层为输尿管黏膜。

病因目前尚不清楚，有以下几种学说：①Chwalle 膜覆盖学说；②肌肉发育异常学说；③对膀胱膨出的发育刺激反应；④穿通失败学说；⑤Waldeyer 鞘先天性发育不全。

输尿管口囊肿可分为单纯型和异位型两种。①单纯型：也称原位型输尿管膨出，占20%～40%。膨出一般较小，位于正常输尿管开口处。不阻塞膀胱颈部，不造成梗阻和排尿困难，常无症状。病程发展缓慢，常在出现并发症后检查时发现。②异位型：占60%～80%，输尿管膨出常合并输尿管重复畸形，而80%可发生于重复肾的上肾，女性及小儿多见。异位型输尿管膨出一般较大而开口较小，多位于膀胱基底部近膀胱颈或后尿道内。女性的输尿管膨出甚至可脱出尿道，造成尿路梗阻。由于输尿管膨出对膀胱三角区结构的破坏，常并发下肾输尿管的反流。

输尿管囊肿存在梗阻、反流、尿失禁、肾功能改变等多方面影响，本病的诊断和处理对临床泌尿外科医师存在一定程度的挑战。

以下是该疾病的诊断要点。

（1）临床表现：①排尿困难，若囊肿位置异常或囊肿较大，常堵塞尿道内口引起排尿阻力增加，女性患者出现囊肿膨出尿道口外嵌顿出血，诱发尿路感染。②尿路感染，患者常表现为尿频、尿急、脓尿及反复感染。③血尿，合并结石可出现血尿。④上尿路梗阻症状，长期梗阻可导致肾积水及输尿管扩张，患者可有腰部胀痛症状。

（2）影像学检查：①超声检查，能明确肾积水和膀胱内囊状扩张的输尿管末端。②静脉尿路造影，观察有无肾盂输尿管重复畸形、有无肾积水，患者输尿管有无过度迂曲及扩张。膀胱内可见蛇头样或球形充盈缺损。③排尿膀胱尿道造影，可证实输尿管膨出大小、部位、是否存在膀胱输尿管反流（vesicoureteric reflux，VUR），反流入同侧下肾较常见。④膀胱镜，对原位小囊肿，可见其全貌；大的囊肿可见大片有血管分布的囊壁，节律性收缩或充盈。

根据输尿管囊肿的大小、有无合并其他泌尿系统畸形及相应肾功能，制定个体化治疗方案。其治疗原则是解除梗阻、防止反流对肾脏的继发性损害，维持尿控，将手术并发症降至最低程度。保守治疗：成人的单纯性输尿管开口囊肿较小、无临床症状及并发症，一般不需治疗。手术治疗：手术干预的标准为尿路感染的进展、上肾功能 > 10%、下肾梗阻、VUR ≥ 5 级和膀胱出口梗阻。

常见治疗方式有 5 种。①内镜治疗：输尿管口囊肿电切术；②经尿道切开或穿刺：暂时性解除输尿管膨出梗阻的微创治疗，可降低感染风险、改善肾积水，有利于肾功能恢复；③上半肾及输尿管切除术：适用于重复肾输尿管畸形合并上肾段输尿管膨出，已发生严重输尿管扩张，上肾部功能丧失；④保肾手术：如果输尿管膨出的肾脏（单系）或上肾（重复肾）尚存功能，应采用保肾手术；⑤输尿管膀胱再植术：若输尿管囊肿切除后出现输尿管膀胱逆流，可考虑。

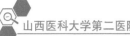 病例点评

输尿管口囊肿是指膀胱内黏膜下输尿管末端的囊状扩张，输尿管囊肿受梗阻、反流、尿失禁、肾功能改变等多方面影响，本病的诊断和处理对临床泌尿外科医师存在一定程度的挑战。临床上诊断主要依据：①临床表现，排尿困难、尿路感染、血尿、上尿路梗阻症状；②影像学检查，超声检查、静脉尿路造影、排尿膀胱尿道造影、膀胱镜。

根据输尿管囊肿的大小、有无合并其他泌尿系统畸形及相应肾功能制定个体化治疗方案。其治疗原则是解除梗阻、防止反流对肾脏的继发性损害，维持尿控，将手术并发症降至最低程度。

（郭强）

006 巨输尿管症 1 例

病历摘要

患者，男性，20 岁。主因"乏力、恶心、呕吐"就诊。

[现病史] 患者 1 年前无明显诱因出现右侧腰憋困、明显腰痛、尿频、尿急、尿痛、血尿等不适，未予诊治，20 天前上述症状加重，伴乏力、恶心、呕吐等不适，行彩超示右肾积水（中—重度），IVP 示右肾积水，右输尿管扩张。

[既往史] 既往体健，无相关疾病病史。

[体格检查] 体温 36.4 ℃，脉搏 88 次/分，呼吸 20 次/分，血压 113/79 mmHg，心肺未见异常，腹软，无压痛及反跳痛。

[专科检查] 双侧腰部曲线对称，未见局限性隆起，未触及肿块；右肾区叩击痛、压痛(+)，左肾区叩击痛、压痛(-)。

[辅助检查] 泌尿系彩超示右肾积水（中—重度）；IVP 示右肾积水，右侧输尿管扩张。

[入院诊断] 右肾积水。

[治疗经过] 积极完善相关检查，行全麻下右侧输尿管下段狭窄球囊扩张术 + 输尿管支架管植入术。

病例分析

先天性巨输尿管又称原发性巨输尿管或先天性输尿管末端功能性梗阻。一般指接近膀胱的一段输尿管异常扩大，邻近肾脏的一段输尿管基本正常。单侧多见，男性多于女性，若双侧同时患病则一侧常较另一侧重。

病因尚不明确，常见解释为：①近膀胱 0.5 ~ 4.0 cm 节段的输

笔记

尿管缺乏蠕动而不能使尿液以正常速度排入膀胱；②末端输尿管壁内纵肌缺乏，造成功能性梗阻；③末段输尿管肌层和神经均是正常的，当肌肉内存在异常的胶原纤维干扰了融合细胞层排列，阻碍了蠕动波传送而产生功能性梗阻。

临床表现：①尿路感染；②腰部疼痛；③腹部肿块；④肾功能受损；⑤其他，如消化道症状，恶心、呕吐、食欲缺乏等，患儿常发育迟缓。

影像学检查：①泌尿系超声示患侧扩张的输尿管，同时可了解双肾有无积水。②IVP可见病变扩张的巨输尿管，末端有扭曲，输尿管排空时间延长，肾积水情况。③磁共振水成像可显示输尿管增粗扭曲的情况和肾积水，并可了解肾脏皮质的厚度。巨输尿管症的治疗：①保守治疗，症状不重，扩张较轻，无明显积水者，病变相对稳定；②输尿管膀胱再植术，若出现明显肾积水、反复尿路感染、血尿、腰痛等，可行外科手术治疗；③肾及输尿管全切除术，如严重的巨输尿管及其肾脏已遭不可逆的破坏，而对侧肾功能良好。

鉴别诊断：①单纯性肾囊肿，体积增大，可触及囊性肿块，尿路造影示肾盂肾盏受压、变形或移位，超声检查示肾区有边缘光滑的圆形透明暗区，囊壁菲薄。②肾周围囊肿，腰部可出现边界不清的囊性肿块，往往有外伤史，肿块活动度差，波动感不明显，超声检查显示肾周围出现边缘整齐的透明暗区。

🏥 病例点评

巨输尿管症的诊断和处理对临床泌尿外科医师存在一定程度的挑战，临床上诊断主要依靠临床表现和影像学检查，根据输尿管扩张程度、肾积水情况、肾功能是否受损，综合评估，选择相对最佳的治疗方案。

(郭强)

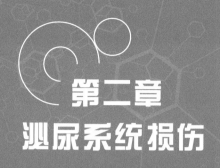

第二章
泌尿系统损伤

007 肾损伤——保守治疗 1 例

病历摘要

患者，男性，60 岁。14 小时前因车祸致左腰腹部疼痛呈持续性伴全程肉眼血尿，无尿频、尿急、发热等症状。

[既往史] 高血压病史 3 年，规律口服尼群地平 20 mg/日治疗，血压控制平稳。

[个人及家族史] 已婚，生育 2 子，无家族遗传病史。

[专科检查] 生命体征平稳，双侧腰曲线对称存在；双肾区无肿块及隆起，左肾区叩击痛（＋）；双侧输尿管未触及压痛；膀胱区无明显膨隆，无肌紧张。直肠指检前列腺轻度增大，质韧，中央沟变浅，未触及硬结，阴茎发育正常。

笔记

[**辅助检查**] ①泌尿系彩超示左肾肾周出现液性无回声区，伤肾影增大。②腹部 CT 平扫（图 7 - 1）示左肾区不均质高回声，肝、胆、脾、胰未见明显异常。

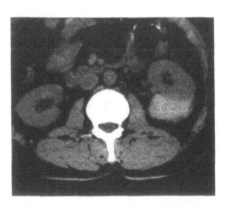

图 7 -1　腹部 CT 平扫示左肾周血肿

[**入院诊断**] 左肾挫裂伤、左肾被膜下血肿。

[**治疗经过**] 其主要方法为绝对卧床休息 2 周以上，留置导尿管；补充血容量，保持充足尿量，维持水电解质平衡；应用广谱抗菌药物预防感染；使用止血药物，必要时应用镇痛镇静药物；血压监测，密切观察临床表现、体征及血尿变化；定期行血尿常规检测及 B 超、CT 检查。

病例分析

肾损伤在泌尿系统损伤中仅次于尿道损伤，居第 2 位。以闭合性损伤多见，1/3 常合并有其他脏器损伤。闭合性损伤中 90% 是因为车祸摔落、对抗性运动、暴力攻击引起，大部分损伤程度较轻，肾脏闭合性损伤的患者 90% 以上可通过保守治疗获得治疗效果，保守治疗可有效降低肾切除率，且近期和远期并发症并没有明显升高。

B 超对观察肾损伤程度，血、尿外渗范围及病情进展情况有帮助，是闭合性肾损伤的首选检查方法，可对伤情做初步的评估，能连续监测腹膜后血肿及尿外渗情况。CT 增强扫描是肾损伤影像检查的"金标准"，可以迅速准确的了解肾实质损伤情况，以及尿外渗、肾周血肿范围；还可显示集合系统损伤情况，是肾损伤临床分级的重要依据。同时还可了解对侧肾功能、肝、脾、胰、大血管情况。

保守治疗的指征：保守治疗为绝大多数肾损伤患者的首选治疗方法。手术指征：Ⅰ级和Ⅱ级肾损伤推荐行保守治疗；Ⅲ级肾损伤倾向于保守治疗；Ⅳ级和Ⅴ级肾损伤少数可行保守治疗。

🏥 病例点评

病史是诊断肾损伤的重要依据，血尿是最常见、最重要的症状，多数为肉眼血尿，少数为镜下血尿，血尿的严重程度并不完全与肾损伤的程度一致。

1996 年美国创伤外科学会器官损伤定级委员会制定的肾损伤分级方法与治疗密切相关，已被广泛采用。

Ⅰ级：肾挫伤或肾包膜下血肿，镜下或肉眼血尿，泌尿系统检查正常。

Ⅱ级：肾包膜下血肿或肾裂伤，肾实质裂伤深度不超过 1.0 cm，无尿外渗。

Ⅲ级：肾裂伤，肾实质裂伤深度不超过 1.0 cm，无集合系统破裂或尿外渗。

Ⅳ级：肾裂伤，肾损伤贯穿肾皮质、髓质和集合系统；或血管损伤，肾动脉、静脉、主要分支损伤伴出血。

Ⅴ级：肾碎裂，肾门血管撕裂、离断伴肾脏无血供。

（顾勇）

笔记

008 肾损伤——介入治疗 1 例

病历摘要

患者，男性，52 岁。主因"坠落致右腰腹部疼痛，肉眼血尿 1 天"于我院急诊。血尿呈持续性全程肉眼血尿，无寒战、发热等症状。

[既往史] 无高血压、糖尿病、冠心病等病史。

[个人及家族史] 已婚，生育 2 子，无家族遗传病史。

[专科检查] 生命体征平稳，双侧腰曲线对称存在；双肾区无肿块及隆起，右肾区叩击痛（＋）；双侧输尿管走行区未触及压痛；膀胱区无明显膨隆，无肌紧张。直肠指检前列腺轻度增大，质韧，中央沟变浅，未触及硬结，阴茎发育正常。

[辅助检查] ①血常规示血红蛋白 67 g/L，红细胞 3.85×10^{12}/L。②腹部 CT 平扫示右肾被膜下新月形高密度影，肾周可见高密度灶；增强扫描示被膜下及肾周高密度影无强化，右肾实质不完整，见多处断裂（图 8 - 1）。

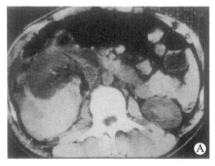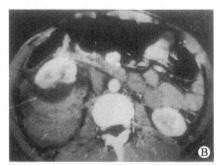

图 8 - 1　右肾周血肿

[入院诊断] 右肾撕裂伤。

[治疗经过] 主要方法为绝对卧床休息，留置导尿管；补充血容量，保持充足尿量，维持水电解质平衡；应用广谱抗菌药物预防

笔记

感染；使用止血药物，必要时应用镇痛镇静药物；血压监测，密切观察临床表现、体征及血尿变化；定期检测血尿常规及行 B 超、CT 检查；行肾动脉超选择栓塞术止血治疗。

病例分析

该患者因跌落致右腰腹部疼痛，肉眼血尿进行性加重，血红蛋白与红细胞压积进行性降低，不排除活动性出血可能，腹部 CT 示肝、脾、胰未见明显异常，可行肾动脉超选择栓塞术治疗。

介入治疗的指征：血流动力学不稳定（失血性休克）；内科保守治疗无效的持续性出血，即肉眼血尿进行性加重；对侧肾缺如、对侧肾功能不全。

病例点评

病史是诊断肾损伤的重要依据，血尿是最常见、最重要的症状，多数为肉眼血尿，少数为镜下血尿，血尿的严重程度并不完全与肾损伤的程度一致。

大多数肾损伤患者通过保守治疗多可治愈，无须其他干预，但若出现血流动力学不稳定（失血性休克）；内科保守治疗无效的持续性出血，即肉眼血尿进行性加重；对侧肾缺如、对侧肾功能不全的肾损伤患者，可行介入治疗。介入治疗无须全麻，可及时定位、闭塞异常血管，并最大限度保留正常肾组织，较外科治疗安全性高，医疗风险低。因此，目前介入治疗技术也成为治疗肾血管损伤出血的首选方法。

（顾勇）

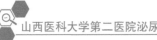
009 肾损伤——肾切除术1例

病历摘要

患者，男性，35岁。主因"车祸致腹痛1小时"急诊于我院，左上腹部疼痛，血压94/48 mmHg，心率106次/分，血红蛋白74 g/L。

[既往史] 无高血压、糖尿病、冠心病等病史。

[个人及家族史] 已婚，生育1子，无家族遗传病史。

[体格检查] 全身皮肤黏膜苍白、湿冷；左腹有淤紫斑，范围约10 cm×6 cm，上腹部软，压痛（＋），反跳痛（－），移动性浊音（＋）；双肾区未触及肿块，左肾区压痛阳性（＋）。

[辅助检查] ①血常规示血红蛋白74 g/L，红细胞 3.06×10^{12}/L。②腹部CT平扫示脾结构欠清，实质内可见大片状不规则的密度灶；左侧肾形态欠规则，实质密度减低，边界不清，局部肾窦结构不清，肾门结构不清，肝周可见液体密度积聚；腹腔、盆腔可见高密度灶积聚（图9-1）。

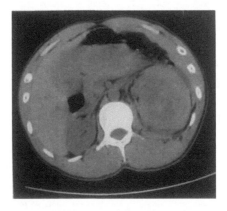

图9-1 左肾挫裂伤

[入院诊断] 脾破裂，左肾损伤。

[治疗经过] 给予补液扩容治疗，急诊行剖腹探查术、脾切除 + 左肾切除术。

病例分析

肾损伤在泌尿系统损伤中仅次于尿道损伤，居第 2 位。以闭合性损伤多见，1/3 常合并有其他脏器损伤。闭合性损伤中 90% 是因为车祸摔落、对抗性运动、暴力攻击引起，大部分损伤程度较轻，肾脏闭合性损伤的患者 90% 以上可通过保守治疗获得治疗效果，由于该患者生命体征不稳定，腹腔内出血，腹部 CT 提示肾、脾损伤，左肾破裂。

手术探查指征：严重的血流动力学不稳定，危及伤者生命时；Ⅳ级、Ⅴ级肾损伤；开放性肾损伤；合并有腹腔内其他脏器损伤时等。

病例点评

对于病情不稳定的患者，如对侧肾形态功能正常，可行患侧肾切除术。肾切除术的指征：肾严重碎裂伤，大出血无法控制者；严重肾蒂裂伤或肾血管破裂无法修补或重建者；肾内血管已有广泛血栓形成者；肾创伤后感染、坏死及继发性大出血者。

（顾勇）

010 输尿管损伤——输尿管吻合术1例

病历摘要

患者，女性，45 岁。月经周期紊乱，月经量多，有血块，月经周期缩短，经期延长（由平时 5 天左右延长至 10 余天），乏力。

[既往史] 身体健康，无药物过敏及手术病史。

[个人及家族史] 已婚，生育 1 子，无家族遗传病史。

[妇科检查] 外阴发育正常，阴道通畅，宫颈光滑，子宫增大至孕 3 个月左右，表面凹凸不平，双附件区未见异常。彩超显示多发性子宫肌瘤。

[治疗经过] 完善相关检查后行腹腔镜子宫全切除术。术后 1 天患者出现腹痛、腹胀，尿量减少。行 IVP 示左侧输尿管损伤，经开腹行输尿管吻合术 + D-J 管置入，2 个月后 D-J 管拔出，无其他并发症发生，随访 3 个月，无异常状况发生。

病例分析

妇科腹腔镜手术的严重并发症之一就是输尿管损伤。妇科腹腔镜手术造成输尿管损伤的部位多位于输尿管骨盆入口和子宫动脉、子宫骶骨韧带、膀胱入口附近，造成输尿管损伤的原因主要是：①输尿管在盆腔的特殊走行，输尿管与盆腔脏器关系密切，尤其在处理骨盆漏斗韧带、子宫动脉、子宫骶骨韧带及分离侧盆壁粘连时容易损伤输尿管；②当患者伴随有盆腔粘连、子宫内膜异位症、子宫体过大对周围组织造成挤压，都可能导致输尿管解剖位置的变异或影响手术野的暴露，从而增加输尿管损伤的机会；③手术复杂程度增高，而当医师操作不够熟练时，也会增加输尿管副损伤的概率。

病例点评

妇科手术导致输尿管损伤症状和体征出现在术后数小时至 7 天内，主要表现为腹痛、腹胀、引流量增多、恶心呕吐、尿量减少、阴道流水等，并可伴有发热、腹膜炎症状，严重者可出现急性肾功能不全。实验室检查包括对肌酐、尿素氮的测定，引流液成分对比分析。影像学检查可通过彩色超声多普勒观察腹腔、盆腔积液情况，肾盂、输尿管改变；肾盂、输尿管造影可以更明确地诊断受损的程度和部位。治疗采取开腹输尿管损伤修补术或输尿管吻合术加输尿管 D-J 管置入。

（顾勇）

笔记

011 输尿管损伤——输尿管膀胱再植术 1 例

病历摘要

患者，男性，61 岁。主诉"10 个月前无明显诱因出现大便时带血，呈暗红色，无腹痛、腹泻、畏寒、发热等症状"。

[现病史] 10 个月来一直未行特殊治疗，上述症状无缓解，于当地医院诊断为乙状结肠癌。

[既往史] 无高血压、糖尿病、冠心病等病史。

[个人及家族史] 已婚，生育 1 子 1 女，无家族遗传病史。

[治疗经过] 完善相关检查后行腹腔镜乙状结肠癌根治术，术后由引流管引出大量水样液体，1500～1800 mL/d，经 CT 尿路成像（CT urography，CTU）及逆行输尿管造影确诊为左侧输尿管下段离断伴尿漏。术后第 2 天急诊行输尿管膀胱再植术加 D-J 管置入，1 个月后 D-J 管拔出，无其他并发症发生，随访 1 年，无异常状况发生。

病例分析

术中、术后一旦怀疑输尿管损伤，应及时明确诊断并予以处理。

术中诊断：发现术野有大量水样液体流出，且来源于输尿管，提示输尿管被切开或离断；发现输尿管蠕动无力、扩张、张力低，多为损伤输尿管的血供和神经；发现输尿管蠕动增强、扩张，提示误扎可能。由于术中解剖关系复杂，可以经静脉注射靛胭脂，如发现蓝色尿液从输尿管裂口流出，可明确诊断。也有学者主张对高度怀疑输尿管损伤者行膀胱镜检查及输尿管导管插管检查，有助于排除膀胱瘘，如导管上行受阻，提示该局部输尿管梗阻，为损伤部位。

术后诊断：如术后出现腹胀、肾绞痛、尿少、引流液异常增多、腹腔积液、不明原因发热等，彩超提示肾积水及输尿管上段扩张，应考虑输尿管损伤的可能。IVP 可以确诊 95% 以上的输尿管损伤；逆行造影和 CTU 可提高输尿管损伤的诊断率。术后出现漏尿或大量引流液、腹膜炎体征时，可检测血、尿和引流液的肌酐、尿素和电解质，若引流液中的肌酐、尿素和钾离子水平接近尿液水平时，比血液水平明显增加，应考虑输尿管损伤。

🔟 病例点评

结肠癌、直肠癌患者因病灶部位与泌尿生殖器官相毗邻，术中输尿管损伤发生率高。若术中及时发现处理，预后较好；若发现较晚，往往造成术后高热、寒战、腹胀、腰部肿块、压痛和肌紧张，严重者可导致输尿管狭窄、尿瘘、感染性休克和患侧肾功能衰减。腹腔镜结直肠癌术中输尿管损伤多发生在中、下 1/3，近端损伤较少见。对于输尿管中 1/3 的损伤，一般行输尿管端端吻合，内 D-J 管引流；对于远端的损伤，应行输尿管膀胱再植术。

输尿管损伤的治疗原则：①保护肾功能；②重建尿路完整性；③保护血供及神经；④吻合无张力；⑤预防狭窄。

参考文献

1. 田夫，肖宝来，胡小苗，等. 腹腔镜结直肠癌手术输尿管损伤 4 例. 中国现代普通外科进展，2014，17（8）：671 - 672.

（顾勇）

012 膀胱破裂1例

病历摘要

患者，女性，43岁。主因"外物砸伤致全身多处损伤8小时"入院。当地医院诊断为"骨盆骨折、膀胱破裂"，给予留置尿管，引流血性液体处理。

[既往史] 无高血压、糖尿病、冠心病等病史。

[个人及家族史] 已婚，生育1子1女，无家族遗传病史。

[专科检查] 生命体征平稳，双侧腰曲线存在对称；双肾区未触及肿块，压痛（-）；双侧输尿管走行区压痛（-）；膀胱区未见明显膨隆，压痛（+）。外生殖器：阴毛呈女性分布，外生殖器发育正常，会阴区未见血肿。

[辅助检查] ①子宫输卵管造影示双侧耻骨上下支多发骨折，左侧骶髂关节脱位，左侧髂骨、骶骨骨折，对比剂弥漫分布在盆腔及左中下腹（图

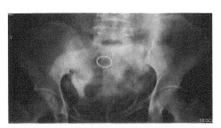

图12-1 骨盆骨折

12-1）。②腹部CT平扫示膀胱破裂，对比剂向周围盆腔渗漏并沿腹膜后达左肾周围，椎管内亦见对比剂进入（图12-2，图12-3）。

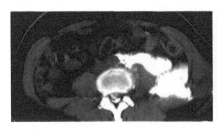

图12-2 腹腔造影剂外溢

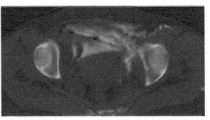

图12-3 CT示膀胱破裂

笔记

［**入院诊断**］骨盆骨折，膀胱破裂。

［**治疗经过**］急诊行剖腹探查术＋膀胱修补术。

病例分析

膀胱破裂在骨盆骨折中的发生率约为4%，据报道膀胱损伤占泌尿系损伤的11%～30%，膀胱破裂与暴力作用方式、部位、膀胱充盈程度及骨盆骨折端移位挤压等因素有密切的关系。

膀胱破裂分为3种类型：①腹膜外型，裂口多位于膀胱前壁或颈部，膀胱破裂大多属此型；②腹膜内型，裂口多位于膀胱顶部，可引起尿性腹膜炎；③混合型，腹膜外型与腹膜内型同时存在。导尿及注水试验是膀胱破裂一种简便的诊断方法，此法在急诊室对筛选有很大的帮助，但由于膀胱裂口小、逼尿肌收缩、血凝块阻塞裂口或裂口周围水肿等原因可使注水试验呈假阴性。因此，注水试验阴性并不能排除闭合性膀胱破裂。逆行膀胱造影是诊断闭合性膀胱破裂的一种可靠方法，诊断准确率高达85%以上。

病例点评

膀胱破裂为膀胱壁全层破裂，有尿外渗，多需手术治疗。膀胱破裂时出血一般并不严重，不致引起休克，但若合并腹内脏器损伤或骨盆骨折而引起大量出血时，常可导致休克。因此，手术时应尽量清除血肿，膀胱裂口需修补，并行膀胱造口，以保证膀胱创口的愈合。

膀胱破裂修补术适应证：①下腹部伤后出现尿外渗症状，膀胱造影证实有造影剂外渗者；②下腹部外伤后伤口流尿者。禁忌证：

笔记

膀胱损伤并发其他威胁生命的重要器官损伤。患者伤情严重而出现休克时，应首先抗休克治疗并留置导尿管以减少尿外渗，然后处理膀胱损伤。

不同类型的膀胱破裂在治疗上也有所不同：①腹膜内型较少见，往往有较严重的合并伤，这些合并伤也是创伤性休克死亡的主要原因，破裂口较小的可给予留置导尿管 10～14 天，保持尿管通畅，需要探查时，可取下腹部正中切口，首先探查腹腔内其他器官，最后修补膀胱，高位造瘘，皮下潜行后引出，以防膀胱痉挛及拔管后尿瘘的产生；膀胱耻骨间留置引流管。②腹膜外型破裂，多发生于骨盆骨折时，膀胱破裂的部位几乎全在膀胱前侧壁，接近膀胱颈部。部分保守治疗同腹膜内型膀胱破裂外治疗方法。手术探查双侧输尿管、三角区及后尿道，合并损伤时，给予相应处理，有骨折断端刺入膀胱时，膀胱修补前要固定，可从膀胱内修补，高位造瘘。

参考文献

1. 张乔喜，吕红凯. 膀胱破裂 16 例诊疗体会. 实用医技杂志，2011，6：640 - 641.

（顾勇）

013　尿道球部损伤1例

病历摘要

患者，男性，43岁。主因"骑跨伤致会阴部血肿伴排尿困难8小时"入院。

[既往史]　无高血压、糖尿病、冠心病等病史。

[个人及家族史]　已婚，生育1子1女，无家族遗传病史。

[专科检查]　双侧腰部曲线对称；双肾区无肿块及隆起，叩击痛（-）；双侧输尿管走行区压痛（-）；膀胱区可见明显膨隆，压痛（+）。外生殖器：阴毛呈男性分布，阴茎大小如常，尿道口可见明显血迹，双侧阴囊可见明显肿大，会阴部可见蝶形淤斑，双侧睾丸、附睾及精索未见异常。

[入院诊断]　尿道球部损伤。

[治疗经过]　予以行膀胱造瘘术。

病例分析

前尿道损伤患者先行膀胱造瘘术，3~6个月后行尿道瘢痕切除+Ⅱ期尿道吻合术，可得到较好的疗效。

病例点评

男性尿道损伤多见于尿道球部及膜部以上部位，前者多为骑跨伤所致，而且造成部分尿道损伤，伤情相对较轻。后者因挤压伤所造成的骨盆骨折引起，由于受伤时骨盆环的急剧变形，尿生殖膈被强力牵拉而发生切割样暴力，将尿道膜部及薄弱的前列腺尖部尿道撕裂，所以多为完全断裂，少数因骨折片或骨折断端直接刺伤所致，伤情较重，并发症较多。因此，积极的抗休克治疗是抢救的重要措施之一。对骨盆骨折合并尿道断裂及其他器官损伤的抢救，应迅速果断，首先处理危及生命的肝、脾、胃、肠、膀胱破裂及大血管损伤，然后再修复尿道。

（顾勇）

笔记

014. 后尿道损伤 1 例

病历摘要

患者，男性，26 岁。因"车祸致会阴区疼痛伴尿道外口出血10 小时"入院，留置尿管示大量肉眼血尿，伴双下肢感觉运动障碍。

[**既往史**] 既往体健，无药物过敏及手术史。

[**个人及家族史**] 未婚未育，无家族遗传病史。

[**专科检查**] 腹部明显膨隆，全腹部压痛及反跳痛（＋）；双侧腰部曲线对称；双肾区无肿块及隆起，叩击痛（－）；双侧输尿管走行区压痛（＋）。外生殖器：阴毛呈男性分布，阴茎大小如常，尿管内可见大量血性液体，尿道口可见明显血迹，会阴区皮肤无损伤，阴囊后方可见局部淤斑形成，双侧阴囊无明显异常。

[**辅助检查**] ①泌尿系彩超示腹腔及盆腔可见大量积液，双肾未见明显异常，膀胱未见明显膨隆，膀胱内未见尿管球囊影；②腹部 CT 示骨盆骨折，膀胱破裂。

[**入院诊断**] 骨盆骨折，膀胱破裂，后尿道断裂。

[**治疗经过**] 行膀胱破裂修补术＋尿道会师术。

病例分析

男性尿道损伤是泌尿外科常见的症状，临床上治疗尿道损伤主要是尽快恢复尿道的连续性、预防尿道狭窄并预防尿失禁等并发

笔记

症。男性后尿道损伤多发生于青壮年，如果不及时正确的处理可能会导致严重的并发症甚至危及生命。男性后尿道损伤的临床治疗方法应根据病情确定，不完全性后尿道断裂患者可先行留置导尿管，若导尿失败可行单纯膀胱造瘘，完全性后尿道断裂患者根据病情进行行尿道会师、会师牵引、单纯膀胱造瘘等治疗。

📋 病例点评

男性后尿道损伤多由暴力因素所致，常常发生于骨盆骨折的患者，此类患者出血过多，因此多出现休克。在后尿道损伤的急症治疗方面，目前临床上尚无统一的观点，有学者认为首先应恢复尿道的延续性，但是有些学者认为应先行耻骨上膀胱造瘘再延期修复尿道。具体的治疗方法还应结合患者的实际状况来确定。在男性后尿道损伤的急症处理中，一般有尿道吻合、尿道会师、膀胱造瘘等方法。

对于男性后尿道损伤的患者，若为不完全断裂可进行留置导尿管或膀胱造瘘，若完全断裂，则应根据患者的实际情况选择术式，并预防感染、尿路狭窄等发生。

（顾勇）

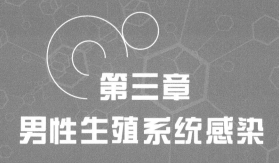

第三章
男性生殖系统感染

015 慢性前列腺炎 1 例

病历摘要

患者，男性，35 岁。下腹部及会阴部不适 6 月余伴尿频，无尿痛，无腰痛、发热，无肉眼血尿。饮酒及劳累后加重，休息后稍有缓解。自行口服左氧氟沙星、阿莫西林治疗，效果欠佳。

[既往史] 否认高血压、心脏病及糖尿病病史。

[个人史] 吸烟 15 年，10～20 支／日。饮酒 8 年，白酒 2 两／日。

[专科检查] 双肾区无叩击痛；腹部无明显压痛；膀胱区无隆起；阴毛呈男性分布，阴茎及双侧睾丸、附睾、精索未触及明显异常。直肠指诊：前列腺体积无明显增大，质软，无压痛、结节及波动感。尿常规、泌尿系彩超及阴囊彩超均未见明显异常。自由尿流率 23 mL／s。

[治疗经过] 嘱其多饮水，戒烟酒，避免久坐，规律坐浴。同时口服多沙唑嗪 4 mg/d，前列舒通胶囊 3 粒/次，3 次/日，疗程 3 个月。服药 3 个月后复查，患者诉症状明显缓解，但仍尿频，遂嘱其口服索利那新 5 mg/d。约半个月后患者尿频症状消失。

病例分析

慢性前列腺炎是成年男性的常见病，有时严重影响患者的生活质量。该疾病的发病机制及病理生理并不清楚。其病因可能与季节、饮食、性活动、泌尿生殖道炎症、良性前列腺增生、职业、精神心理等因素有关。

慢性前列腺炎的临床表现主要为骨盆区域疼痛，部位可见于会阴、阴茎、肛周、尿道、耻骨部、腰骶部等。排尿异常可表现为尿频、尿急、尿痛、夜尿增多等。由于此病易久治不愈，可有焦虑、抑郁、失眠、记忆力下降等症状。所以病史采集对于此病意义重大。此外，直肠指诊、尿常规、前列腺液化验亦为必查项目。结合超声、尿流率、膀胱镜等检查，若能排除可引起类似症状的疾病，则可诊断为慢性前列腺炎。

病例点评

慢性前列腺炎发病机制不明，故治疗应以综合治疗为主。首先应改变不良生活习惯，如戒烟酒，忌辛辣刺激食物，避免憋尿、久坐；再结合抗菌药物、α - 受体阻滞剂、植物制剂、非甾体抗感染镇痛药等。应足疗程服药，抗菌药物应至少口服 6 周。此外可建议患者同时至精神卫生科、中医科治疗。

（王振兴）

016 急性附睾炎 1 例

病历摘要

患者，男性，60 岁。1 天前无明显诱因出现右侧阴囊肿胀、疼痛，放射至同侧腹股沟区及下腹部，站立时疼痛加重，伴寒战、高热，体温最高达 39.8 ℃，自行口服抗感染、退热药物，症状未见明显缓解。

[既往史] 高血压病史 20 年，规律口服氨氯地平 5 mg/d 治疗，血压控制平稳。

[个人及家族史] 已婚，生育 2 子 1 女，无家族遗传病史。

[专科检查] 生命体征平稳，阴茎发育正常，阴囊皮肤红肿，患侧附睾增大，与睾丸界限清楚，压痛(＋)。

[辅助检查] ①阴囊及精索静脉彩超示右侧附睾体积增大，大小约 2 cm×3 cm，血流信号丰富。②血常规示白细胞 $17.46×10^9$/L，中性粒细胞百分比 94.63%。

[入院诊断] 右侧急性附睾炎，高血压。

[治疗经过] ①卧床休息，托起阴囊，减轻疼痛；②初期局部冷敷，晚期热敷促进炎症消退；③静脉输注左氧氟沙星注射液，规律抗感染 2 周；④坦洛新 0.2 mg，口服，1 次/日，改善排尿。

病例分析

急性附睾炎是致病菌侵入附睾所致的急性炎症，是男性生殖系统非特异性感染中的常见疾病，多见于成年男性。常见致病菌为大肠埃希菌、葡萄球菌和变形杆菌等。常见病因：①导尿或经尿道检查；②经泌尿生殖道逆行感染；③损伤，如阴囊外伤史或前列腺电切术后。

超声为诊断首选检查，便于了解附睾肿胀及炎症范围，并有助于鉴别附睾炎和睾丸扭转。超声示附睾尾体积明显增大，血流信号丰富时可考虑本病。实验室检查血白细胞、中性粒细胞百分比、C-反应蛋白升高。急性附睾炎发展快，需及时治疗。一般治疗为卧床休息，托起阴囊，规律抗菌药物治疗，消除致病因素。若形成脓肿，应及时切开引流。

病例点评

急性附睾炎属于泌尿外科常见疾病，病情发展快，需及时就诊，一般经仔细询问病因及结合彩超结果，易于诊断，特别需与睾丸扭转鉴别，目前治疗方法主要为卧床休息、托起阴囊，以及规律使用抗菌药物治疗。

（郭强）

017 肾结核 1 例

病历摘要

患者，男性，56 岁。主因"尿频、尿急 13 年，间断血尿 7 个月"入院。

[现病史] 患者于 13 年前出现尿频、尿急症状，夜尿 7～10 次，无发热、腰痛、肉眼血尿，无脓尿，未予重视。7 个月前出现全程肉眼血尿，色暗红，可见不规则状血块，尿频、尿急较前有所加重。1 个月前就诊于我院行 CT 检查提示左肾结核，给予口服异烟肼、利福平、吡嗪酰胺、乙胺丁醇治疗，之后血尿症状消失，尿频、尿急症状明显减轻。

[既往史] 患慢性阻塞性肺疾病 7 年，未治疗。20 年前外伤致右股骨干骨折。

[体格检查] 体重 70 kg，身高 173 cm。未见明显异常。

[辅助检查] CT 示左肾结核，累及左输尿管及膀胱左侧壁。红细胞沉降率 7 mm/h。尿常规示镜检白细胞 92 个/μL，pH 5.0。肾功能：尿素氮 4.9 mmol/L，肌酐 93 μmol/L。结核杆菌抗体阳性。尿细菌培养：无菌生长。其余化验未见明显异常。

[入院诊断] 左肾结核。

[治疗经过] 积极完善术前相关检查，予以规律抗结核治疗 2 个月，行左肾切除术。麻醉后患者取右侧卧位，常规消毒铺单。取左侧腋后线 12 肋下 1 cm 处做长约 3 cm 切口，以血管钳钝性穿入腹膜后间隙，手指扩张腹膜后空间，之后以自制气囊进一步扩张空间。手指引导下分别在腋中线髂棘上 1.5 cm、腋前线肋缘下 1 cm

取切口，以 10 mm Trocar 穿入。肋脊角处切口置入 12 mm Trocar。接腹腔镜和气腹机清理腹膜外脂肪，打开肾周筋膜，在脂肪囊外分别游离左肾腹侧、背侧，显露左肾动脉（1 支），以 Hem-o-lok 结扎、离断。游离并显露左肾静脉（2 支），以 Hem-o-lok 结扎、离断。游离左肾上极，保留左侧肾上腺。继续游离左肾下极，见左输尿管增粗、僵硬，尽量向远端游离，以 Hem-o-lok 结扎、离断，使左肾完全游离，装标本袋。关闭气腹机，拔出 Trocar，延长 12 肋下切口，长约 5 cm，逐层切开，取出左肾。冲洗创面，检查无活动性出血，置左腹膜后引流管，清点器械、纱布无误后关闭切口。术中出血约 30 mL，术后患者安返病房。术后病理：左肾干酪样坏死性结核，输尿管断端慢性炎。患者术后继续抗结核治疗 6 个月，定期复查肝功能、肾功能。

病例分析

泌尿生殖系统结核是最常见的肺外结核病之一，其中以肾结核最为多见，多为肺结核或骨结核的血行播散，临床多见单侧肾结核。肾结核起病初期，在肾皮质形成微脓肿、结核结节，进一步发展时结核病灶发生融合，形成干酪样脓肿，累及肾髓质、肾盏、肾盂，形成多发性空洞或肾积脓。病变后期则出现纤维化及钙化而导致梗阻，梗阻又进一步加重了病变，逐渐形成肾自截。钙化灶中的结核杆菌会长期存活，当机体抵抗力下降时又再次发病。

肾结核多见于男性，发病高峰为 40 ~ 50 岁。早期临床症状不明显，不易发现，尿频、血尿、脓尿等临床症状出现相对较晚。帮助诊断肾结核的实验室检查包括结核菌素试验、尿常规、尿结核杆

笔记

菌培养、尿沉渣抗酸染色等。尿常规检查缺乏特异性，而尿结核杆菌培养阳性率最可靠，但检出率低、耗时长。影像学检查方面，静脉尿路造影及 CT 检查的特异性相对较高，诊断的准确率约为 88%。其中，CT 的诊断价值更高，CT 对肾实质、肾盏、肾盂、输尿管的显示良好，对组织密度的分辨率较高，尤其对钙化及伴随的淋巴结病变更敏感。需要注意的是，结核可能同时存在于肺、骨及生殖系统，因此临床上不能满足于肾结核的诊断。

病例点评

当患者被确诊肾结核时，往往因为肾集合系统的广泛钙化、肾盂输尿管连接部或输尿管多发严重狭窄，导致肾脏无功能或功能严重受损，此时只能接受开放性或后腹腔镜下肾切除。术前需进行 2~4 周抗结核治疗，手术后亦需要继续抗结核治疗 6~9 个月。随着腔镜技术的发展，虽然肾结核往往伴随着肾周炎症导致的粘连，越来越多的病例可采取腹腔镜肾切除术的手术方式。DUARTE 等报道对肾脏周围存在炎症的患者进行腹腔镜肾切除术，肾周筋膜外游离的成功率达到 72%。对于一些粘连严重的病例，可紧贴肾包膜或于肾包膜下行肾切除术。然而，少数患者切除结核肾，并经过抗结核治疗后仍存在尿路刺激症状，尿常规仍反复存在异常增多的红细胞、白细胞，这可能与残存的存在结核病变的输尿管及膀胱有关。艾克拜尔·吾曼尔等报道切除输尿管残端不彻底，残留结核，术后会形成窦道或感染，故对无功能结核肾应尽可能切除患侧输尿管。一些学者认为对于肾结核，完全性后腹腔镜下肾输尿管切除术是安全可行的。然而，结核性无功能肾切除是否需要切除全长输尿管尚有争议。

参考文献

1. Centers for Disease Control and Prevention（CDC）. Transplantation-transmitted tuberculosis—Oklahoma and Texas，2007. MMWR Morb Mortal Wkly Rep，2008，57（13）：333 – 336.

2. DUARTE R J，MITRE A I，CHAMBÔ J L，et al. Laparoscopic nephrectomy outside gerota fascia for management of inflammatory kidney. J Endourol，2008，22（4）：681 – 686.

3. 艾克拜尔·吾曼尔，迪力夏提·吾曼尔，马力克·伊斯哈科夫，等. 腹膜后腹腔镜结核性无功能肾切除术与开放手术的比较. 腹腔镜外科杂志，2010，15（6）：453 – 455.

4. 黎灿强，杨毅，何伟成，等. 完全性后腹腔镜下肾输尿管全长切除术治疗肾结核的临床体会. 中国内镜杂志，2017，23（4）：106 – 109.

5. TIAN X Q，WANG M SH，NIU Y N，et al. Retroperitoneal laparoscopic nephroureterectomy for tuberculous nonfunctioning kidneys：a single-center experience. Int Braz J Urol，2015，41（2）：296 – 303.

（王振兴）

笔记

018 特发性阴囊坏疽 1 例

病历摘要

患者，男性，72 岁，已婚。主因"阴囊疼痛、肿胀、恶臭3 天"入院。

[现病史] 患者 1 周前出现阴囊部瘙痒，自行搔抓，未特殊用药，于 3 天前出现阴囊处疼痛、肿胀，不伴尿频、尿痛等症状，后就诊于当地卫生所，予以局部消毒，症状未见缓解，后阴囊部出现恶臭，且阴囊肿胀程度较之前增大。门诊以"阴囊感染"收住我科。

[既往史] 高血压病史 2 年，血压最高达 160/100 mmHg，口服卡托普利片和尼莫地平片治疗，目前血压控制于 120/80 mmHg。否认肝炎、结核等传染病史，否认手术、外伤、输血史，否认食物、药物过敏史。

[体格检查] 体温 37.5℃，脉搏 74 次/分，呼吸 20 次/分，血压 120/80 mmHg。一般情况可。心、肺、腹（－）。

[专科检查] 外生殖器：阴毛呈男性型分布，阴囊肿大，呈囊性，约 12 cm×9 cm 大小，并可见阴囊大片黑色结痂形成，阴囊皮肤红肿，皮温较高，触之有捻发感（图 18－1，图 18－2）。睾丸及

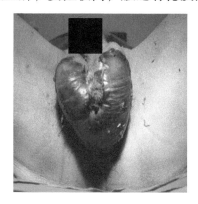
图 18－1 阴囊皮肤坏死

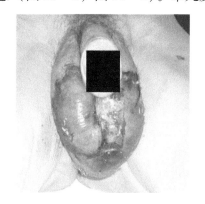
图 18－2 阴囊皮肤坏死

笔记

附睾触痛（-），平卧时阴囊不缩小，透光试验（-）。肛周无红肿，双侧腹股沟可触及肿大淋巴结，压痛（+），活动度可。

[辅助检查] ①血常规示白细胞 $25.7 \times 10^9/L$，中性粒细胞百分比 94.8%；②阴囊彩超示左侧睾丸鞘膜腔内可见大量气体回声，右侧睾丸鞘膜腔内不均质回声肿块。以上考虑阴囊化脓性改变。

[入院诊断] 阴囊坏疽，高血压 2 级（高危）。

[治疗经过] 在全麻下行阴囊脓肿切开引流术 + 会阴部清创术。术中见阴囊广泛肿大，皮肤明显红肿，表面可见无色透明液体渗出，阴囊纵隔局部皮肤发黑，沿阴囊纵隔中线切开长约 15 cm 切口，沿破溃口逐层切开皮肤、皮下、内膜。坏死组织呈现胶冻状，色黑，并有脓液流出。完全切除阴囊两侧坏死组织至组织出血为止，保留阴囊皮肤。用碘伏液、双氧水、甲硝唑液依次冲洗伤口，无菌生理盐水反复冲洗（图 18 - 3，图 18 - 4）。留置油纱条，伤口敞开，敷料加压包扎。术中取坏死组织送细菌培养 + 药敏，术毕。术后治疗：①予以全身加强营养支持治疗；②予以三联抗菌药物抗感染治疗，同时使用甲硝唑抗厌氧菌对症治疗；③予以多次清创，予以植皮治疗。

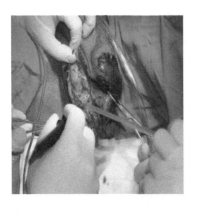 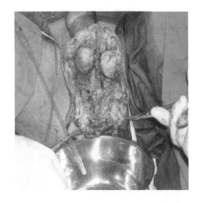

图 18 - 3　阴囊皮肤坏死　　　　　图 18 - 4　阴囊清创术后

病例分析

　　阴囊坏疽是一种严重、少见的急性阴囊感染性疾病，起病急，发展快，病情严重，处理不当可危及患者生命。根据病因可分为特发性阴囊坏疽与继发性阴囊坏疽。特发性阴囊坏疽又称为 Fournier 坏疽，是由 Fournier 于 1885 年首先报道，国内于 1965 年由马永江最早报道。过去学者认为本病为特发性（即原因不明），但现代临床研究证明，大多数的病例仍可以从泌尿系统或结肠、直肠等方面找出原因，仍与细菌感染有密切关系。Fournier 坏疽的实质是阴囊部位的感染性坏死性筋膜炎，炎症可扩散至阴茎部、肛周、腹股沟管、腹部。致病菌多为大肠埃希菌、厌氧菌、多形性杆菌、链球菌和葡萄球菌。多病菌感染及炎症致血管内血栓和闭塞性动脉内膜炎形成，组织缺血缺氧、坏死。坏死组织及细菌毒素可引起毒血症、败血症、感染性休克、急性肾衰竭、全身衰竭。本病多有明显诱因，常继发于泌尿系疾病、直肠周围感染、糖尿病，也可与局部皮下感染、营养不良、艾滋病、局部皮肤不洁卫生史及当地气候炎热潮湿有明显关系。

　　本病典型症状有阴囊疼痛、瘙痒不适，皮肤红肿、发亮，皱襞消失，触之可有捻发感，随之出现阴囊潮湿、渗液，并变为青灰色及坏死，有臭味。多伴有发热、寒战等全身中毒症状。病变发展较快，起病 1~2 天坏死可累及皮肤全层，病变可达鞘膜，裸露睾丸和精索。病情严重者坏死范围可达下腹部和双臀及双股上段皮下组织等。

　　本病临床上常与阴囊急性蜂窝织炎和阴囊炭疽进行鉴别诊断。①阴囊急性蜂窝织炎：是发生于阴囊部位的化脓性疾病，临床以阴囊红肿热痛为特点。初期阴囊皮肤红肿，进而红肿加重，皮肤紧张光亮，破溃后肿痛均减轻，病原菌以链球菌较多见。②阴囊炭疽：

笔记

常由炭疽杆菌感染所致。该菌宿主包括羊、牛、马、豚鼠、猪等，与病畜接触的人易患此病，多见于牧民及制革工人。早期表现为阴囊局部瘙痒，出现红色丘疹，以后逐渐扩大、破溃形成溃疡。溃疡基底浅及中心呈炭黑色坏死，周边水肿或变硬。根据典型的中心黑色坏死，涂片检查见芽孢或革兰阳性长链杆菌即可明确诊断。

阴囊坏疽的治疗，应采取综合治疗、全身治疗与局部治疗并重的方式。全身治疗应加强支持治疗，体质虚弱者，尤其是老年人要补充足够能量，以期提高机体抵抗力。对于继发性阴囊坏疽的基础病（如糖尿病、免疫功能低下等），务必要加强控制，去除诱发因素。加强抗感染治疗，早期选用大剂量广谱抗菌药物，以后可根据细菌培养调整用药，并合用抗厌氧菌的药物甲硝唑等。同时注意保持水电解质、酸碱平衡，以防发生感染中毒性休克。局部治疗即手术治疗，在强有力的抗感染治疗的同时，尽早地、彻底地清除阴囊及其周围的坏死组织。即使阴囊皮肤未坏死，但肿胀明显时，亦应早期做局部切开引流，以减少毒素的吸收，减轻坏死程度，术中多切口切开引流和彻底清除坏死组织以及必要的重复清创尤为重要。尤其是病变广泛者，更应切开减压，防止感染进一步扩散。由于该病局限在皮肤、筋膜层，所以睾丸一般不会受到侵袭而得到保存，多数不需行睾丸切除术，炎症反应全身症状多于10天内控制，体温逐渐恢复正常，坏死组织多于2周左右开始脱落，肉芽组织逐渐生长，较小的创面经过4~6周可自行愈合。对于缺损较大的创面，如双侧睾丸裸露及阴茎部分皮肤坏死，待感染彻底控制，创缘有新鲜组织生长后，行二期缝合；如二期缝合困难，需进一步行植皮手术。

笔记

病例点评

　　该病例先发生阴囊局部皮肤瘙痒、挠抓等，然后进展至皮肤、皮下感染，形成阴囊坏疽后向周围组织扩散。诊断依靠典型的病史、临床特点、典型体征诊断并不困难。对于继发于其他疾病者，应注意详细询问病史及诱发因素。关键在于早期诊断，积极治疗。阴囊坏疽的早期，皮肤坏疽并不明显，易误诊，因而对于阴囊的红肿、疼痛、瘙痒不适，应联想到本病的可能，密切观察。该病例得到及时诊断和手术治疗，并取得良好疗效。

　　该病治疗强调早期综合治疗，术前积极使用抗菌药物治疗及全身支持治疗。如合并糖尿病、直肠周围疾病等应积极治疗。

　　手术时机的选择是治疗的关键，一经确诊应积极手术治疗，清创过程中多切口切开引流和彻底清除坏死组织，以及必要的重复清创尤为重要，待肉芽组织稳定后行植皮术，切忌害怕发生术后皮肤缺损而保守清创，延误最佳手术时机，进而导致更严重的感染或死亡，临床医师应高度重视。

参考文献

1. 郭彬，苗森，孔垂泽. 特发性阴囊坏疽的诊治分析. 中国医师进修杂志，2010，33（20）：60 - 61.

2. 邢金春. 特发性阴囊坏疽的诊治. 临床泌尿外科杂志，2001，16（5）：211 - 212.

3. 李航，王连志，高挺峰，等. 阴囊坏疽的诊治. 中国男科学杂志，2003，17（3）：199 - 201.

（李承勇）

笔记

019 肾周脓肿1例

病历摘要

患者，女性，39 岁，已婚。主因"发热 4 天伴腰困 1 天"入院。

[现病史] 患者于 10 月 20 日自觉感冒后出现发热，最高达 40.0 ℃，自觉乏力、食欲缺乏，伴尿频、尿急、尿量增多等不适，服用对乙酰氨基酚、速效感冒胶囊等处理后体温下降至正常。11 月 1 日上诉症状再次出现，体温最高达 40.3 ℃，伴腰困、尿频、尿急等不适，就诊于我院急诊科。行胸部正位片示双肺、心、心膈未见明显异常，予以输注左氧氟沙星治疗，为求进一步治疗收住我科。

[既往史] 糖尿病病史 5 年余，规律口服二甲双胍肠溶片治疗，血糖控制较差，平素空腹血糖 8.5 mmol/L，否认高血压、冠心病、心脏病病史；否认肝炎、结核等传染病史，否认手术、外伤、输血史，否认食物、药物过敏史。

[体格检查] 体温 38.6 ℃，脉搏 112 次/分，呼吸 20 次/分，血压 90/60 mmHg。

[专科检查] 双侧腰部曲线对称，未见局限性隆起；双肾区未触及肿块，左肾区叩击痛（＋）；沿双侧输尿管走行区无压痛，未触及肿块；膀胱区未见局限性隆起，压痛（－）。外生殖器：未见明显异常。

[辅助检查] ①血生化示血沉 91.00 mm/h；白蛋白 29.40 g/L，肌酐 48.00 μmol/L，空腹血糖 9.5 mmol/L。②血常规示白细胞数 5.33×10^9/L，血红蛋白浓度 92.0 g/L，血小板数 316.00×10^9/L，

中性粒细胞绝对值$3.96 \times 10^9/L$，淋巴细胞百分比19.12%。③泌尿系增强CT示左肾周低密度影，约6 cm×7 cm大小，边界欠清晰，其内可见分隔，CT值周边部位36~74 HU、中心部位17~32 HU增强扫描周边有强化，液化区周边不规则考虑左肾周脓肿。

[入院诊断] 左肾周脓肿，2型糖尿病。

[治疗经过] 术前控制血糖、抗感染治疗后，在全身麻醉下行腹腔镜左肾周脓肿切开引流术。术中见腰大肌前可见肾周脂肪明显粘连，靠近肾中极背侧可见一约4 cm×5 cm大小坏死区。游离肾脓肿周围脂肪组织可见白色脓性分泌物流出，量约20 mL，完全暴露脓腔，将坏死组织完全清除后至脓腔基底部。碘伏、甲硝唑及生理盐水反复冲洗脓腔，留置引流管，关闭切口，术毕。术后据药敏结果继续抗感染治疗2周，患者痊愈出院。

病例分析

肾周脓肿是肾包膜与肾周筋膜之间的脂肪组织急性化脓性炎症。糖尿病、免疫功能低下、尿路结石及尿路梗阻所致的尿外渗、肾外伤血肿等是常见的感染诱因。常见致病菌有大肠埃希菌、变形杆菌、金黄色葡萄球菌、肺炎克雷伯杆菌、链球菌等。肾周脓肿感染途径包括肾内感染蔓延扩散至肾周间隙、血源性感染、经腹膜后淋巴系统扩散、肾邻近组织感染扩散等4个途径。早期文献报道肾周脓肿诊治困难，原因主要包括肾周围的特殊解剖位置，起病隐匿，症状不典型，病因复杂多变。随着影像学技术和医学的发展进步，肾周脓肿诊断治疗手段不断提高。目前肾周脓肿的治疗包括抗菌药物治疗，开放手术切开引流，超声、CT引导下经皮穿刺引流，经皮肾镜技术穿刺引流，肾切除等。一般认为直径<3 cm的脓肿可

笔记

以进行单纯抗菌药物治疗；直径 3～5 cm 的脓肿如果单纯抗感染治疗疗效不明显，应及时引流；直径 >5 cm 的脓肿在抗感染的同时应尽早引流。可见外科引流在肾周脓肿的治疗中占有重要的地位。开放手术切开引流疗效确切。超声或 CT 引导下经皮穿刺或经皮肾镜引流术简单、微创、费用低，但在处理较大的脓肿、多房性脓肿、多发脓肿、脓液黏稠的脓肿时存在引流管容易堵、引流不彻底、需要多次引流等缺点，甚至有可能延误治疗导致肾切除。后腹腔镜下肾周脓肿切开引流术具有和开放手术相同的疗效，适用于多房性脓肿、多发脓肿、超声、CT 引导下穿刺引流术后复发的单发脓肿。但肾周粘连严重者应慎重选择腹腔镜手术。

手术时机的选择：必须在有效的抗菌药物应用下、全身炎症反应明显得到控制时进行手术，即血液中白细胞 $< 12 \times 10^9/L$，体温 $< 38\ ℃$，C - 反应蛋白、降钙素原接近或略高于正常。血糖控制在 11.1 mmol/L 以下。否则，有导致感染扩散的可能。

肾周囊肿应与以下疾病鉴别诊断。

（1）黄色肉芽肿性肾盂肾炎：是一种严重的肾实质及周围组织慢性化脓性感染，特征为肾实质破坏，由含脂质巨噬细胞形成的肉芽肿取代，病变多为单侧，病理表现多为脓肾，肾实质严重破坏，肾实质内可见大小不等的黄色瘤样肿块。临床表现多样且复杂，表现为腰痛、肿块、发热、贫血、脓尿等症状。

（2）肾皮质脓肿：肾皮质化脓性感染为葡萄球菌经血行进入肾皮质引起的严重感染，根据其病变严重程度分为急性细菌性肾皮质炎和肾皮质脓肿。通常有其他部位化脓病灶，基础疾病常为糖尿病、免疫功能低下患者较多见。肾皮质脓肿与肾周脓肿属同一疾病的不同阶段，肾皮质脓肿破溃后脓腔继续扩大可形成肾脓肿。

🏥 病例点评

（1）该患者有糖尿病病史，血糖控制较差，入院 10 天前有感冒病史，存在肾周脓肿发生的诱因。依靠典型的病史、临床特点、典型的影像学表现诊断并不困难。关键在于术前尽早、大剂量使用抗菌药物治疗，为手术治疗奠定基础。

（2）该病强调早期综合治疗，术前积极抗菌药物治疗及全身支持治疗。若患者合并糖尿病、免疫功能低下等，应积极治疗。

（3）手术时机的选择是治疗的关键，一经确诊应积极手术治疗，行腹腔镜肾周脓肿清创引流过程中应将脓肿分隔全部清除，彻底清除坏死组织，术后留置引流管，必要时留置多个引流管或行局部置管冲洗，减少毒素吸收。

（4）术后继续抗感染治疗，控制糖尿病等相关疾病，防止脓腔愈合不彻底而脓肿复发。

参考文献

1. 郝朝辉，张楠，单中杰，等. 后腹腔镜下肾周脓肿切开引流术的临床分析. 中华泌尿外科杂志，2014，35（4）：258 - 261.

2. 陈昊，吴雄飞. 肾周脓肿 25 例的诊断与治疗. 临床泌尿外科杂志，2003，18（12）：714 - 715.

3. 都书琪，孔垂泽，刘同才，等. 肾皮质化脓性感染（附 27 例报告）. 中华泌尿外科杂志，2002，23（9）：535 - 537.

（李承勇）

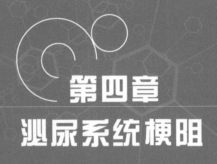

第四章
泌尿系统梗阻

020 肾盂输尿管连接部狭窄 1 例

📋 病历摘要

患者，女性，21岁。主因"间断左侧腰痛3个月"入院。

[现病史] 3个月前出现左腰部疼痛，呈阵发性隐痛，无发热、寒战，无尿频、尿急、尿痛，无肉眼血尿。行腹部超声提示左肾积水，行利尿肾图提示总肾小球滤过率（glomerular filtration rate，GFR）80.65 mL/min，左肾 GFR 29.92 mL/min，右肾 GFR 50.73 mL/min。

[专科检查] 双肾区无叩击痛；沿双侧输尿管走行区无压痛。

[辅助检查] 血常规、尿常规、血沉等指标无异常。IVP 示左肾盂扩张，左输尿管显影不满意。逆行肾盂造影示左肾积水，左肾

盂输尿管连接部狭窄。

[**术前诊断**] 左肾盂输尿管连接部狭窄（ureteropelvic junction obstruction，UPJO）。

[**治疗经过**] 积极完善相关检查后行左侧肾盂成形术。手术过程：麻醉后留置并夹闭尿管。取右侧卧位，常规消毒铺无菌单。取左侧第 12 肋下切口，长约 10 cm，逐层切开，显露腹膜后间隙。向腹侧推开腹膜，打开肾周筋膜，见左肾体积明显增大，沿腰大肌前方寻得左侧输尿管，继续向上游离，显露肾盂输尿管连接部，此处可见 4 mm 明显狭窄。切除狭窄段，修剪肾盂，以 5-0 可吸收线间断缝合肾盂输尿管，置入 F4.7 D-J 管，挤压膀胱区，可见尿液经由 D-J 管反流，此时开放尿管。继续缝合左肾盂输尿管，使之呈漏斗状。检查吻合口无漏尿，术区无活动性出血，冲洗术野。清点器械纱布无误，另戳口留置腹膜后引流管，逐层关闭切口，术毕。术后顺利，术中失血约 10 mL，患者安返病房。术后 4 天拔除左腹膜后引流管，术后 7 天拔除尿管。

病例分析

UPJO 是由于各种先天性因素导致肾盂内尿液向输尿管内排泄受阻，伴随肾集合系统扩张并继发肾损害的一类疾病。此疾病多指先天性肾盂输尿管连接部梗阻，是小儿肾积水的主要病因，发病率约为 1/1500，男女比例为 2:1。UPJO 的病因可分为 3 类，即管腔内狭窄、管腔外压迫和动力性梗阻。临床表现主要为患侧腰痛、发热、肉眼血尿等，亦有患者无特殊症状，仅为体检时发现。

辅助检查方面多依靠影像学检查来帮助诊断，常用手段包括泌尿系超声、泌尿系 CT、泌尿系 MRI、IVP、排泄性膀胱造影。其中泌尿系超声为最常用的筛查手段，可在胎儿 16～18 周时发现。增强 CT 不仅可以准确测量患肾的积水范围，也可粗略评价患肾功能。而 CT 血管造影（CT angiography，CTA）更可清楚显示肾盂输尿管周围骑跨血管类型、大小及与 UPJO 的位置关系。利尿肾图可评价分肾功能和上尿路梗阻与否，是术前及术后评估肾功能的有效手段。

➕ 病例点评

无症状的 UPJO 可暂时采取动态观察的方式，但是当反复出现腰腹痛、发热、血尿等症状，或发现肾功能持续受损时则应采取外科手段干预。外科手术的目的为解除梗阻、保护肾功能、缓解症状。Anderson-Hynes 离断性肾盂成形术是开放性 UPJO 手术的"金标准"，此手术成功率约为 98%，并发症发生率约为 13%。随着腔镜技术的发展，现在腹腔镜肾盂成形术及机器人辅助腹腔镜肾盂成形术越来越广泛地被认可和采用，与开放手术相比，腔镜手术具有相似的成功率，同时具有创伤小、术后恢复快等优点。而传统腹腔镜手术与机器人辅助腹腔镜手术在成功率、手术时间、术后漏尿、再入院率方面并无差异。目前，由于机器人设备昂贵等因素，国内腹腔镜肾盂成形术的普及率相对较高。与一般的腹腔镜手术相比，腹腔镜肾盂成形术难度较大，不仅需要在镜下进行肾盂离断、裁剪，还要完成肾盂输尿管的吻合，需要娴熟的技术。手术入路分为经腹和经后腹腔途径，两者在手术时间、出血量、术后漏尿等方面无明显差别，术后效果亦相当。

笔记

参考文献

1. 胡辉军，李国照，陈娇霞，等. 多层螺旋 CT 血管造影在血管压迫所致肾盂输尿管连接部梗阻中的诊断价值. 中华腔镜泌尿外科杂志（电子版），2014，8（3）：36 – 39.

2. BRAGA L H，PACE K，DEMARIA J，et al. Systematic review and meta-analysis of robotic-assisted versus conventional laparoscopic pyeloplasty for patients with ureteropelvic junction obstruction：effect on operative time，length of hospital stay，postoperative complications，and success rate. Eur Urol，2009，56（5）：848 – 857.

3. 张大宏，余大敏，丁国庆，等. 腹腔镜下离断式肾盂成形术. 中华泌尿外科杂志，2004，25（5）：18 – 19.

4. 张旭，李宏召，马鑫，等. 后腹腔镜离断性肾盂成形术（附 22 例报告）. 临床泌尿外科杂志，2003，18（12）：707 – 708，710.

（王振兴）

021 良性前列腺增生 1 例

病历摘要

患者，男性，61 岁。主因"进行性排尿困难 7 年，加重半年"入院。

[现病史] 患者 7 年前无明显诱因出现排尿困难，伴有排尿踌躇、排尿费力、尿不尽感、尿线变细分叉，无尿痛、肉眼血尿、发热、腰痛，间断在他院行相关检查并口服药物治疗，具体药物不详，效果不明显，自行停药。上述症状半年前加重，白天排尿 10 余次，夜尿 4～5 次，未予治疗。为求进一步诊治入住我科。

[既往史] 2015 年行双侧下肢静脉结扎术；否认高血压、糖尿病、冠心病等病史；否认肝炎、结核等传染病史，否认外伤、输血史，否认药物、食物过敏史。

[个人及家族史] 生长于原籍，居于原籍，无烟、酒、药物等嗜好，无冶游史。31 岁结婚，生育 1 子，配偶体健。家族中无与患者类似疾病，无家族遗传倾向。

[体格检查] 生命体征平稳。

[专科检查] 双侧腰部曲线对称；双肾区无肿块及隆起，压痛（－），叩击痛（－）；沿双侧输尿管走行区深压痛（－）；膀胱区（－），叩诊呈浊音。外生殖器：阴毛呈男性型分布，阴茎发育正常，双侧阴囊未触及异常。直肠指诊：前列腺约 5.0 cm × 5.0 cm 大小，质韧，中央沟消失，无触压痛，未触及结节状肿块，指套无血染，肛门括约肌张力正常。

[辅助检查] ①尿常规示白细胞 78 个/μL，余（－）。②血前列腺

笔记

特异性抗原（prostate-specific antigen，PSA）检查示 TPSA 24.33 ng/mL，FPSA 2.59 ng/mL，TPSA/FPSA 10.65%。③泌尿系超声示双肾位置、形态正常，皮髓质分界清，未见分离，双肾血流信号未见异常；输尿管不扩张；膀胱充盈良好，内壁光滑，排尿后残余尿 4 mL，前列腺轮廓清晰，形态饱满，约 5.6 cm × 5.9 cm × 5.5 cm 大小，内腺厚约 4.9 cm，前列腺左侧叶囊肿，余（－）。④前列腺 MRI 示前列腺体积增大，向膀胱内突入，约 4.99 cm × 5.04 cm × 6.63 cm 大小，中央带及移行带内可见多发类圆形异常信号，多数呈长 T_1、短 T_2 信号影，脂肪抑制序列上呈低信号，左侧可见长 T_1、长 T_2 异常信号；外周带内未见明显异常信号；精囊腺形态、信号未见异常；膀胱充盈可，膀胱壁光滑；盆腔内未见明显积液征象，未见明确的肿大淋巴结影；扫描范围见右侧腹股沟区可见团块状异常信号，T_1WI 呈高信号，T_2 压脂呈低信号，与盆腔相通（图 21-1）。⑤尿动力检查：最大尿流率 7.1 mL/s，排尿为高压低流模式，考虑膀胱出口梗阻。

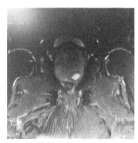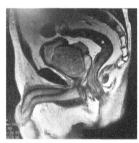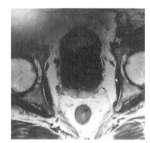

A：冠状位　　　　　　B：矢状位　　　　　　C：水平位

图 21-1　盆腔 MRI

[入院诊断] 前列腺增生，前列腺癌待除外，泌尿系感染。

[治疗经过] 入院后分析患者病情，明确诊断为泌尿系感染、前列腺增生，血 PSA 升高，前列腺癌待除外，先行抗感染治疗，复查 PSA 较前有所下降，但仍然异常增高，前列腺癌仍难以排除，在

肠道准备后行超声引导下经直肠前列腺穿刺活检。病检结果回报：良性前列腺增生。结合泌尿系超声、前列腺 MRI、尿动力学检查等考虑患者为前列腺增生所致排尿不畅，膀胱收缩力可，为手术适应证，无手术禁忌证，遂在腰麻下行经尿道前列腺电切术（transurethral resection of prostate，TURP）。麻醉后患者取截石位，常规消毒铺无菌巾。以 F26 电切镜经尿道入膀胱，见前列腺各叶明显增大。电切置 120 W，电凝置 80 W，以精阜为这段标志。分别电切增大的前列腺中叶，两侧叶、顶部连接处至外科包膜，电凝止血，冲洗膀胱，拔出电切镜，经尿道以 F20 三腔尿管入膀胱牵引固定，术终。术程顺利，术中出血量不多，麻醉平稳，术中所切前列腺送病检。术后病情平稳，无并发症，拔除尿管后排尿较术前明显改善，术后病检回报为良性前列腺增生（图 21 - 2，图 21 - 3）。

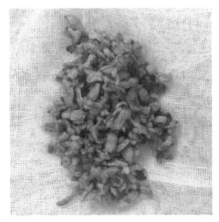
图 21 -2　前列腺电切术后标本

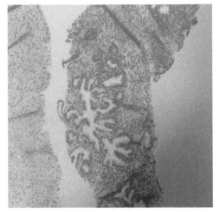
图 21 -3　前列腺组织 HE 染色
（10 ×10）

病例分析

良性前列腺增生（benign prostatic hyperplasia，BPH）是引起中老年男性排尿障碍原因中最为常见的一种良性疾病。主要表现为组织学上的前列腺间质和腺体成分的增生、解剖学上的前列腺增大、下尿路为主的临床症状以及尿动力学上的膀胱出口梗阻。BPH 发生的 2 个必备条件：老年男性和有功能的睾丸存在。前列腺增生增加了尿道阻力，导致了膀胱代偿性功能改变。在膀胱出口阻力增加时为维持排尿，膀胱逼尿肌压力增加，但这是以牺牲正常膀胱储存功能为代价的。梗阻引起的逼尿肌功能改变伴随年龄相关的最令人烦恼的尿频、尿急和夜尿等症状。前列腺增生首先发生于前列腺尿道移行部。

BPH 的临床表现分为储尿期症状和排尿期症状，这些症状不完全是由膀胱出口梗阻造成的，还包括逼尿肌对梗阻的反应和膀胱、膀胱颈、前列腺、尿道之间的相互作用及中枢神经系统因素。BPH 的症状分为 3 类：储尿期症状（激惹症状）、排尿期症状、排尿后症状。储尿期症状包括尿频、尿急、急迫性尿失禁；排尿期症状包括尿踌躇、尿等待、尿线细、排尿困难和尿滴沥等，排尿后症状有排尿不尽感。BPH 如果不积极治疗会导致临床进展，发生一系列并发症：①膀胱结石；②尿路感染；③无张力膀胱；④尿失禁；⑤肾衰竭；⑥血尿；⑦急性尿潴留。

BPH 应与以下疾病鉴别诊断。

（1）膀胱颈梗阻：有排尿困难和尿潴留。但此病没有神经系统改变，肛门周围皮肤与会阴部感觉正常。膀胱镜检查可见膀胱颈抬高、组织增生、肥厚。膀胱内小梁改变较神经源性膀胱更为明显。

（2）神经源性膀胱：临床多表现为尿频、排尿无力、尿线变细等症状，多伴有大便不畅，既往有糖尿病、脑梗死、脊髓病变等疾病，尿动力学检查可以明确诊断。

（3）尿道狭窄：患者多由炎症或长期留置尿管、骨盆骨折、骑跨伤导致的前后尿道损伤引起，尿道造影可帮助明确诊断。

笔记

（4）前列腺癌：多为老年男性，早期患者可无明显症状，前列腺增大明显时可出现进行性排尿困难，压迫直肠有大便异常等症状，远处转移者有骨痛、咳嗽、易骨折等表现，直肠指诊前列腺有硬结，血 PSA 升高，前列腺穿刺活检可以明确诊断。

病例点评

良性前列腺增生为泌尿外科常见病。依据病史、体格检查、直肠指诊、尿常规、泌尿系超声、血 PSA、尿动力学检查等辅助检查手段，多可明确诊断。

良性前列腺增生治疗包括：①等待观察，对于症状不明显的患者可以等待观察。同时给予患者宣教、生活方式建议和周期性复查随访。②药物治疗，经过保守治疗，患者临床症状加重，建议患者口服药物治疗。常用药物包括 α 肾上腺素受体阻滞药（如特拉唑嗪、多沙唑嗪、坦索罗辛等），通过阻断 α 受体，降低尿道阻力，改善尿流率；5α - 还原酶抑制剂，通过抑制 5α - 还原酶的作用，降低血清中双氢睾酮的浓度，诱导前列腺上皮细胞凋亡，缩小前列腺体积。③手术治疗，经过正规的药物治疗，患者临床症状难以控制，如出现反复尿潴留、反复血尿、残余尿量增加、膀胱结石、继发上尿路出现双肾积水等病情，则建议手术治疗。术式有经尿道前列腺电切术，该术式仍被认为是治疗前列腺增生手术的"金标准"；另外还有传统开放手术、经尿道微波治疗、经尿道前列腺针刺消融术、激光治疗、经尿道柱状水囊扩开术等。

（李双平）

笔记

022　阴茎硬化性苔藓样变性 1 例

🏥 病历摘要

患者，男性，35 岁，已婚。主因"排尿不畅 20 余年，膀胱造瘘术后 2 月余"入院。

[现病史] 患者 20 年前因反复尿频、尿急、尿痛于当地医院诊断为泌尿系感染，予以对症治疗，后出现尿线变细。2013 年就诊于当地医院诊断为包茎，尿道狭窄，行包皮环切术，术后排尿困难症状逐渐加重，未治疗；间断口服抗菌药物治疗，症状略有改善。2018 年 1 月就诊于我院诊断为尿道狭窄，行膀胱穿刺造瘘术。现为求进一步治疗行尿道手术，再次就诊于我院，门诊以"尿道狭窄、膀胱造瘘术后"收入我科。

[既往史] 否认肝炎、结核等传染病史，否认输血史，否认食物、药物过敏史。

[体格检查] 体温 36.4 ℃，脉搏 64 次/分，呼吸 20 次/分，血压 125/67 mmHg。患者一般状况好，心、肺、腹未见明显异常。

[专科检查] 外生殖器：阴毛呈男性型，阴茎发育正常，冠状沟处包皮肥厚，龟头表面皮肤组织硬化，尿道外口呈针眼状（图 22 - 1），膀胱区可见造瘘管，双侧阴囊无明显异常。

[辅助检查] 尿道逆行造影示尿道外口呈针眼状，尿道外口至阴茎阴囊交界处尿道管腔变窄，尿道黏膜毛糙呈锯齿状改变，考虑尿道狭窄（图 22 - 2）。

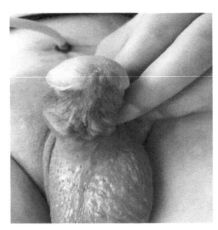 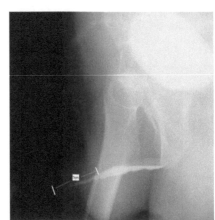

图 22 - 1　尿道外口狭窄　　　　　图 22 - 2　前尿道狭窄

[入院诊断] 尿道狭窄，膀胱造瘘术后。

[治疗经过] 全身麻醉下行舌黏膜前尿道成形术。手术经过：①麻醉后患者取平卧位，消毒，铺单。②尿道外口狭窄呈针眼状，取阴茎根部弧形切口（图 22 - 3），将阴茎皮肤环形切开达阴茎白膜处，完全显露阴茎及尿道海绵体，取尿道海绵体左侧切口，将尿道海绵体与阴茎海绵体部分分离，沿尿道一侧将尿道狭窄段纵行切开约 6 cm 至正常尿道处，F20 尿道探子可从尿道外口近端顺利进入膀胱。③测量尿道狭窄处距龟头距离约 6 cm，取右侧舌腹侧游离黏膜条约 6.0 cm×2.0 cm 大小，将舌腹侧切口及下唇切口间断缝合，将皮片基底部脂肪及腺体组织去除后再将皮片修剪整齐，4-0 薇荞线将远端尿道背侧与舌黏膜无张力缝合（图 22 - 4）；将舌黏膜固定于阴茎白膜处，将尿道腹侧与舌黏膜条连续缝合至尿道外口，连续缝合固定（图 22 - 5）。尿道内留置多孔硅胶尿管，查无明显出血，逐层关闭手术切口，于阴囊根部留置潘氏引流管（图 22 - 6）；术后予以抗感染治疗。

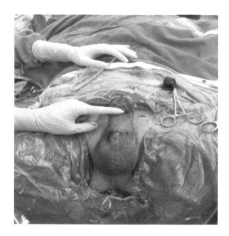

图 22-3　阴茎根部切口

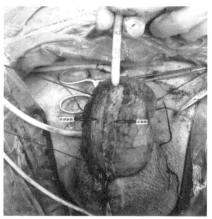

图 22-4　舌黏膜扩大

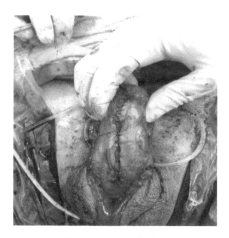

图 22-5　尿道成形

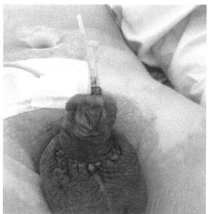

图 22-6　切口缝合术后

病例分析

　　阴茎硬化性苔藓样变性（lichen sclerosus，LS）是一种慢性、由淋巴细胞介导的皮肤疾病，常累及皮肤表面，多见于男性或女性肛周及生殖器周围组织，过去文献称之为干燥性闭锁性阴茎头炎（balanitis xerotica obliterans，BXO）。该疾病由 3 个部分病变特征组成：阴茎头慢性炎性表现、阴茎头皮肤干燥样外观、阴茎头皮下小动脉内膜炎表现。1887 年 Hallopeau 最先报道该疾病，1892 年 Darier 首先描述了该病的病理特征，1995 年美国皮肤病学会将 LS 确定为该病的专业用语。近期的大量文献已使用 LS 替代 BXO。

LS 起病隐袭，早期无明显症状，初期可累及包皮和阴茎头，患者自觉病变处瘙痒、疼痛、烧灼或针刺感。包皮内板及阴茎头处黏膜皮肤肥厚浸润，色泽微红，包皮难以褪下；进展期包皮内板反复溃疡形成，可伴有脓性分泌物，继之局部黏膜干燥萎缩，阴茎头及尿道口出现类似 Queyrat 红斑、扁平苔藓、白斑和硬皮样变；斑块融合后病变处失去弹性，性生活时容易造成包皮破裂，这种长期的慢性刺激也可能是引起阴茎鳞状细胞癌的一种假说。随着疾病进展可进一步影响尿道外口，并侵犯远端尿道和阴茎皮肤，出现排尿相关症状，尿流变细和排尿困难是常见的主诉。LS 病变造成的瘢痕或周围组织病理变化可导致尿道破坏并使生活质量下降。

LS 的病理诊断依据为上皮间质病变，表现为过度角化，上皮层变薄、变钝或消失，基底细胞空泡样变，上皮下层水肿，胶原均质化以及弥漫性血管周围淋巴细胞浸润。临床上的典型表现为阴茎头皮肤增厚，有白斑并向尿道外口内延伸，尿道外口呈瘢痕性狭窄。

本病治疗目标是减轻局部症状及缓解疾病所引起的不适，阻止疾病进展，如尿道狭窄形成，防止组织恶变。局部类固醇药物治疗可减缓疾病的自然进程。尿道狭窄患者应根据其年龄、健康状况和疾病的发展情况进行合适的重建方法进行治疗。

LS 相关次全尿道狭窄的治疗较为棘手，应用游离移植物是目前治疗前尿道狭窄的有效治疗方法。重建尿道所需的替代物组织种类较多，但目前报道最多的是采用口腔黏膜、颊黏膜及舌黏膜，因具有取材方便、黏膜移植片有较少的移植物挛缩、可靠的血管形成等良好特性，成为目前尿道重建的理想替代材料。

病例点评

（1）该病例既往曾有反复下尿路感染病史，5 年前曾诊断为包茎，因排尿困难行包皮环切术，术后可见包皮肥厚，龟头变硬，表面粗糙。依靠典型的病史、临床特点、典型体征诊断并不困难。对于合并包茎患者，应尽早积极行包皮环切术，术后予以类固醇激素治疗，防止进一步形成尿道狭窄，该病关键在早期诊断，积极治疗。LS 早期，尿道受损并不明显，易误诊，如包茎患者出现龟头处变硬，局部皮肤表面粗糙、弹性消失应联想到本病的可能，密切观察。积极予以药物干预可取得良好疗效。

（2）该病如发现尿道外口狭窄，应积极行尿道外口切开，防止尿道内压力增高，尿外渗进一步使尿道狭窄加重，或扩展尿道治疗可形成严重的次全尿道狭窄。

（3）手术时机的选择是治疗的关键，尿道狭窄一经确诊应积极手术治疗，尿道重建替代物的选择是手术成功的关键，目前黏膜替代是治疗 LS 尿道狭窄的重要手段，黏膜选择种类较多，舌黏膜、颊黏膜、膀胱黏膜、结肠黏膜等，其中舌黏膜及颊黏膜更为推荐；包皮皮瓣及阴囊皮瓣因术后尿道再次狭窄率高而不推荐使用，临床医师应高度重视。

参考文献

1. 金重睿，徐月敏. 阴茎硬化苔藓样变性及累及尿道病变的诊疗现状. 临床泌尿外科杂志，2010，25（12）：951 - 954.

2. 徐月敏，傅强，撒应龙，等. 游离黏膜尿道成形治疗硬化性苔藓样病所致尿道狭窄的疗效观察. 中华泌尿外科杂志，2011，32（11）：732 - 735.

（李承勇）

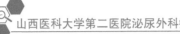
023 女性尿道狭窄1例

病历摘要

患者，女性，37岁，已婚。主因"排尿困难10年余，加重3个月"于2018年7月2日入院。

[现病史] 患者10年前无明显诱因出现排尿不畅，近3个月排尿困难症状加重，呈滴沥状。6月27日就诊于当地县人民医院，予以留置F14尿管失败，为求进一步诊治入住我科。患者自发病以来，精神、睡眠可，食欲正常，大便正常，体重无明显变化。

[既往史] 既往体健，否认高血压、糖尿病病史，无腰椎及盆腔手术史，无外伤史。

[体格检查] 体温36.8℃，脉搏74次/分，呼吸20次/分，血压123/61 mmHg，身高150 cm，体重59 kg。

[专科检查] 双侧腰部曲线对称，未见局限性隆起；双肾区未触及肿块，叩击痛（-）；双侧各输尿管点无压痛；膀胱可见局限性隆起，叩诊浊音，压痛（-）。外生殖器：尿道外口位置正常，尿道口明显狭窄，F14尿道探条通过失败。

[辅助检查] 泌尿系彩超（2018年6月27日，某县人民医院）示膀胱过度充盈，膀胱内点状强回声漂浮，膀胱内未见肿瘤、憩室及结石形成。

[入院诊断] 尿道狭窄，慢性尿潴留。

[治疗经过] 入院后积极完善相关术前检查，急诊行膀胱穿刺造瘘术，缓解尿潴留症状；于1周后在腰麻下行尿道成形术。麻醉

后患者取截石位，常规消毒铺无菌巾，可见患者尿道口狭窄，取阴道与尿道中间横行切口约 3 cm，游离尿道下缘约 4 cm，取尿道 6 点处纵行劈开尿道，直至正常尿道（狭窄段约 3.5 cm），取 F26 尿道探子顺利通过。留置 F20 双腔尿管。于阴道 10-2 点位置纵行劈开阴道黏膜（长约 3.5 cm，宽约 2.0 cm）翻转覆盖于尿道基底，与劈开之尿道两边缘间断缝合，依次缝合切口，查无出血点，再次碘伏消毒，术毕。术后予以抗感染对症治疗，术后 3 周拔除尿管后排尿通畅。

病例分析

女性尿道狭窄（female urethral stricture，FUS）属于少见的泌尿系统疾病，症状大多表现为尿频、尿急、排尿困难、排尿等待、尿线变细、尿不尽感及反复发作的尿路感染等。FUS 的病因包括医源性损伤、外伤、感染、放射性损伤及特发性。其中医源性损伤及阴道分娩所致的外伤是尿道狭窄最常见的原因，分别占 42% 和 15%。女性尿道解剖特点为尿道长度较短，位置较深，邻近组织解剖结构复杂，在疾病的手术治疗上较为棘手。国外有报道 FUS 患者无法留置大于 F14 导尿管为诊断条件之一。

目前 FUS 的治疗方法包括尿道扩张、尿道内切开和尿道扩大成形术，尿道扩张虽然是 FUS 的一线治疗，但是 >50% 的患者可能仍需后续干预，尿道扩张在复发性尿道狭窄患者的比例更高，可达到 73%。重复的尿道扩张更易造成尿道损伤，引起瘢痕形成，加重尿道狭窄的发生，故复发性尿道狭窄患者不推荐尿道扩张术。尿道内切开存在复发及尿失禁等风险，因此尿道成形术可能是治疗 FUS 更好的选择。

在复发性和难治性尿道狭窄中尿道成形术的成功率达 80% ~ 100%。游离移植物和皮瓣是女性尿道成形术中常用的替代材料。目前用于女性尿道成形的游离移植物包括阴道壁、颊黏膜、舌黏膜、阴唇、膀胱黏膜等；而皮瓣往往采用带蒂皮瓣，可制作皮瓣的部位包括阴道前庭、阴道壁、阴唇等。使用带蒂的阴道皮瓣修复尿道，其优点在于阴道皮瓣属于湿性皮肤，无毛，有弹性，距离尿道较近，皮片面积大，取材方便，且皮瓣血供良好，成活率高，有利于吻合口的愈合。

病例点评

（1）该病例存在长期排尿困难病史，然后进展至尿潴留。FUS以继发性改变多见，如外伤、医源性损伤、放射治疗后，但原发性女性尿道狭窄较少见；诊断依靠典型病史、临床特点、典型体征诊断并不困难。对于继发于其他疾病者，应注意详细询问病史及诱发因素。关键在早期诊断，积极治疗。

（2）目前 FUS 的治疗方法包括尿道扩张、尿道内切开和尿道扩大成形术。尿道扩张虽然是一线治疗，但治疗效果较差，且反复扩张易形成尿道瘢痕加重尿道狭窄，故不予以推荐。尿道内切开适用于膀胱颈梗阻患者，且术后易发生尿失禁。在复发性和难治性尿道狭窄中尿道成形术的成功率最高。

（3）尿道重建替代物的选择是手术成功的关键，目前黏膜替代是治疗 FUS 的重要手段。黏膜选择种类较多，目前用于女性尿道成形的游离移植物包括阴道壁、颊黏膜、舌黏膜、阴唇、膀胱黏膜等；而皮瓣往往采用带蒂皮瓣。该病例尿道狭窄段较长，狭窄程度较严重，故选用阴道前壁带蒂皮瓣尿道成形术，术后皮瓣较容易成活，手术成功率较高。

参考文献

1. 陶婷婷，段跃，胡青，等. 带蒂阴唇皮瓣背侧尿道嵌入扩大成形术治疗女性远端尿道狭窄的疗效分析. 中华泌尿外科杂志，2017，38（10）：755 - 759.

2. 徐月敏，谢弘，吕向国，等. 膀胱壁瓣重建新尿道治疗女性全尿道狭窄或缺如的疗效. 中华泌尿外科杂志，2016，37（8）：603 - 606.

（李承勇）

笔记

024. 尿道憩室1例

病历摘要

患者，女性，46岁，已婚。主因"尿频、尿急、尿末滴沥、性交疼痛1年，加重3个月"入院。

[现病史] 患者于1年前无明显诱因出现尿频、尿急伴性交疼痛，近3个月症状明显加重，就诊于当地县人民医院，予以抗感染、对症治疗失败，为求进一步诊治入住我科。患者自发病以来，精神、睡眠可，食欲正常，大便正常，体重无明显变化。

[既往史] 既往体健，否认高血压、糖尿病病史，无腰椎及盆腔手术史，无外伤史。

[体格检查] 体温36.8℃，脉搏74次/分，呼吸20次/分，血压123/61 mmHg，身高150 cm，体重55 kg。

[专科检查] 双侧腰部曲线对称，未见局限性隆起；双肾区未触及肿块，双肾叩击痛（-）；双侧各输尿管点无压痛；膀胱可见局限性隆起，叩诊浊音，压痛（-）。外生殖器：尿道外口位置正常，尿道与阴道之间可见约2 cm×1.5 cm大小囊性肿块，棉棒挤压尿道外口可见脓性分泌物排出。

[辅助检查] 阴道超声示阴道前方可见一约1.8 cm×2.0 cm大小液性区域，膀胱内未见肿瘤、憩室及结石形成。

[入院诊断] 尿道憩室。

[治疗经过] 入院后积极完善相关术前检查，在腰麻下行尿道憩室切除术。腰麻后患者取截石位，常规消毒铺无菌巾，留置尿管

放空膀胱。取 5 mL 生理盐水肾上腺素混合溶液注入阴道前壁，形成一水垫。沿水垫将阴道前壁与尿道分开，在阴道前壁做"U"形切口，在切口两侧的阴道黏膜下进行钝性分离，动作轻缓。按步骤逐层分离阴道前壁，直至可见膀胱憩室囊壁，继续沿憩室周围分离组织，避免损伤憩室囊壁，分离后完整切除憩室。用 4-0 可吸收缝线从基底部逐步关闭创面，缝合阴道皮瓣。术后标本送病理检验。碘伏纱布置入阴道压迫伤口，并于术后 1 天拿出，予以阴道清洁擦洗，术后 1 周后拔除尿管。

📖 病例分析

尿道憩室多数是由于尿道旁腺体的慢性堵塞或反复炎症引起的，腺体破溃开口进入尿道是其主要的发病机制。部分罕见的先天性尿道憩室则会在患者年轻的时候表现出来，研究认为是由于胚胎发育时中肾管的残余引起。本例患者较年轻（46 岁），憩室位于尿道外口，体积较大，表现为排尿后淋漓不尽感、排尿困难和性交困难的典型三联征。然而有研究发现仅 20% 的患者出现这种典型症状，更多的患者表现为各种复杂的下尿路症状合并尿道、阴道的不适感。尿道憩室治疗最有效的方法是行尿道憩室切除术。

🔖 病例点评

女性尿道憩室是一种发病率较低，但临床易被忽视的疾病。尿道憩室是一种位于尿道周围与尿道相通的囊性腔隙病变，多发生于 30 ~ 50 岁的女性，发病率为 0.02% ~ 6.00%。由于其发病隐匿，易被患者忽视，多数患者因合并出现各种复杂下尿路症状才前来就诊，部分社区医院甚至将该病患者以尿路感染进行长时间的治疗，最终发现症状难以控制或极易反复。盆腔 MRI 是诊断该病的重要方法，而盆底超声可以作为该病极优的辅助诊断手段。经阴道尿道憩室切除术是该病的主要治疗方式。部分复杂的尿道憩室，手术难度大，术后甚至会出现尿道阴道瘘等严重的并发症，需要临床医师对该病有较强的认识，避免过度检查和治疗。目前对于该病的确诊依赖影像学检查，对于诊断明确的患者，可尽早行经阴道尿道憩室切除手术治疗，效果好，并发症少，减少恶变的可能性。

参考文献

1. 陈伟东，邢金春，曾彦恺，等. 折刀位女性尿道憩室切除尿道重建术的临床疗效分析. 中华泌尿外科杂志，2019，40（12）：920 – 922.
2. 张思聪，徐和魏，陈正森，等. 女性尿道憩室的临床分析. 医学研究生学报，2018，31（10）：1047 – 1049.

（李承勇）

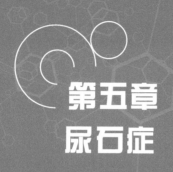

第五章
尿石症

025 肾结石 1 例

病历摘要

患者，男性，43 岁。主因"右侧腰腹部疼痛 1 天"入院。

[现病史] 患者于 1 天前无明显诱因出现右侧腰腹部疼痛，伴发热，体温最高达 39.5 ℃，无尿频、尿急、尿痛，无恶心、呕吐，无肉眼血尿，于当地医院行泌尿系彩超及 CT 示右肾结石、右输尿管结石（未见报告单）。为求进一步诊治就诊于我院，门诊以"右肾结石、右输尿管结石、右肾积水伴感染"收入我科。患者自发病以来，食欲、精神、睡眠可，大小便正常，体重无减轻。

[既往史] 既往体健，否认高血压、冠心病、糖尿病病史，否认肝炎、结核等传染病史，否认手术、外伤、输血史，否认食物过敏史。

笔记

[**个人及家族史**] 生于原籍，未到过疫区，无有害及放射物接触史，无烟、酒、药物等嗜好，无冶游史。23 岁结婚，生育 1 子 1 女，配偶体健。父母、兄弟姐妹及子女均体健，无与患者类似疾病，无家族遗传倾向。

[**体格检查**] 体温 37.7 ℃，脉搏 84 次/分，呼吸 20 次/分，血压 119/81 mmHg。双侧腰曲线存在对称；右肾区叩击痛（＋），左肾区压痛、叩击痛（－）；双侧输尿管走行区深压痛（－）；膀胱区无明显膨隆，压痛（－），无肌紧张。阴毛呈男性分布；双侧阴囊无明显肿大，双侧睾丸、附睾及精索未见异常。

[**辅助检查**] ①血常规示白细胞数 13.15×10^9/L，中性粒细胞绝对值 12.37×10^9/L，中性粒细胞百分比 94.10%，C - 反应蛋白 78.52 mg/L；②尿常规示尿潜血（＋＋＋），白细胞（＋＋），蛋白质（＋＋），镜检红细胞 3330 个/μL，镜检白细胞 1941 个/μL；③泌尿系彩超示右肾多发结石、右肾积水，右侧输尿管上段扩张，右输尿管结石；④泌尿系 CT 示右肾多发结石、右肾积水，右肾盂周围渗液，右侧输尿管上段扩张，右输尿管上段、下段结石（图 25 -1 至图 25 -6）。

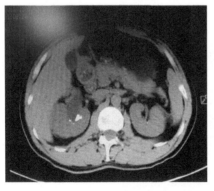

图 25 -1　右肾结石

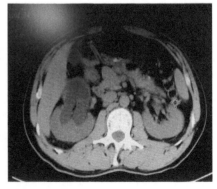

图 25 -2　右肾积水

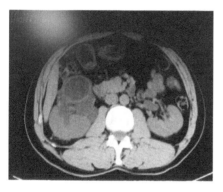

图 25 - 3　右肾盂周围渗液

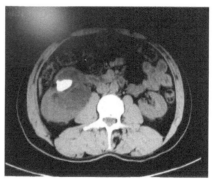

图 25 - 4　右肾盂结石

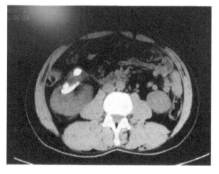

图 25 - 5　右侧输尿管上段结石

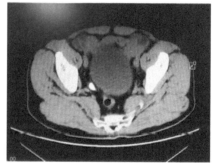

图 25 - 6　右侧输尿管末端结石

[入院诊断] 右肾多发结石，右输尿管多发结石，右肾积水伴感染，肾功能不全。

[治疗经过] 患者入院后予以抗感染、补液、对症等治疗，效果欠佳，出现寒战、高热、心率加快，体温最高达 40 ℃，心率达150 次/分，考虑尿源性脓毒血症，抽取血尿培养后，予以补液、抗感染（静脉输注美罗培南）、纠正酸中毒、糖皮质激素、抑酸预防应激性溃疡等治疗。考虑患者病因是右肾、右输尿管结石导致右肾积水合并感染，外科治疗是关键，遂在超声引导下行右肾盂穿刺造瘘术，留置造瘘管引流尿液。经过上述治疗后患者病情渐平稳，体温、心率逐渐降至正常，血常规、肾功能、尿常规渐转为正常。患者病情平稳后在全麻下行输尿管镜右侧输尿管下段结石钬激光碎石

术+经皮肾镜右肾、右输尿管上段结石钬激光碎石术。术程顺利，术后恢复良好。

[**出院诊断**] 右肾多发结石，右输尿管多发结石，右肾积水伴感染，尿源性脓毒血症，肾功能不全。

病例分析

　　肾结石按照结石所处具体解剖部位分为肾盂结石和肾盏结石（肾上盏、肾中盏、肾下盏结石）。充满肾盂或全部肾盏的分支状结石因形似鹿角故命名为鹿角形结石。肾结石临床表现有：①疼痛，肾区、腰部、肋腹部疼痛有时伴有输尿管行径疼痛。疼痛程度取决于结石大小和所在位置，大结石活动度小、痛感轻，表现为钝痛、隐痛或无痛；小结石活动度大，常引起绞痛。如果小的肾结石排入输尿管可能引发肾绞痛。肾绞痛呈阵发性发作，疼痛沿输尿管行径放射至同侧下腹部，上段输尿管结石伴有恶心、呕吐；下段结石引起的疼痛位于下腹部向同侧腹股沟、阴囊、大阴唇放射；结石位于膀胱壁间段时可表现为耻骨上区疼痛伴有膀胱刺激征，并向尿道及阴茎头放射。②血尿，90%的患者有肉眼或镜下血尿，有时活动后镜下血尿为患者唯一的临床表现。③感染，部分肾结石可并发尿路感染或本身即感染性结石，一般有尿频、尿急、尿痛等膀胱刺激征；如果引起急性肾盂肾炎或脓肾时会有寒战、高热，严重时出现血压下降等感染性休克表现。④排尿时结石排出体外。

　　输尿管结石应与以下疾病鉴别诊断。

　　（1）急性胆绞痛：临床表现为发作性右上腹疼痛，易与右侧肾绞痛混淆，但有右上腹局限性压痛、反跳痛及肌紧张、肝区明显叩击痛、可触及肿大的胆囊、Murphy's 征阳性等表现；尿常规无异常。两者在 X 线片上均有不透光阴影，有时容易混淆。CT 可以鉴别。

（2）肾盂肾炎：可以表现为腰痛及血尿症状。但多见于女性，无发作性疼痛或活动后疼痛加重的病史；尿液检查可发现大量蛋白、脓细胞及其管型；尿路平片肾区无结石影像，超声检查无强回声光点及声影。

（3）腹腔内淋巴结钙化：若位于肾区，可误认为本病。但钙化一般为多发、散在，很少局限于肾区，其密度不均匀呈斑点状；尿路造影肾盂肾盏形态正常，侧位片位于肾区阴影之外。超声检查钙化灶位于肾脏之外，不随呼吸运动而改变其位置。

（4）肾钙质沉着症：B 超检查肾实质有强光团，但无声影。X 线检查可见肾脏钙化影像，但肾钙质沉着症多发生于有血钙升高的患者，如甲状旁腺功能亢进患者。钙质广泛沉淀在肾实质内，呈斑点、片状或羽毛状弥散分布，双肾对称。

病例点评

肾结石为泌尿外科常见病。依据病史、体格检查、尿常规、泌尿系超声、泌尿系平片（kiodney vueter bladder，KUB）、CT、IVP 等辅助检查手段，多不难诊断。

肾结石的治疗包括：①保守对症治疗，对于直径 < 0.6 cm 的表面光滑的结石；尿路无梗阻；结石未引起尿路完全梗阻，停留于局部少于 2 周；纯尿酸或胱氨酸结石；经皮肾镜、输尿管镜碎石术后及体外冲击波碎石术（extracorporeal shock wave lithotripsy，ESWL）

笔记

术后的辅助治疗。排石疗法包括一般疗法、中医中药、溶石疗法和中西医结合等方法，建议排石 1~2 个月。②ESWL：最佳适应证为 0.5~2.0 cm 的肾结石。禁忌证：孕妇、远端尿路梗阻、凝血异常、严重心律失常、急性尿路感染、血肌酐 >256 μmol/L、严重骨骼畸形和肥胖难以定位、肠道异位等。③经皮肾镜碎石术：主要用于处理复杂肾结石，如 >2 cm 的肾结石、鹿角状结石、多发性肾结石、ESWL 难以粉碎及治疗失败的结石、有症状的肾盏或憩室内结石。禁忌证包括：未纠正的凝血异常、严重心脏疾病和肺功能不全、无法承受手术者及未控制的糖尿病和高血压病。服用阿司匹林、华法林等药物者，需要停药 1~2 周，复查凝血正常后再行手术。④输尿管镜碎石术。⑤腹腔镜和开放手术。⑥溶石治疗。

（李双平）

笔记

026 输尿管结石 1 例

病历摘要

患者，男性，55 岁。主因"右侧腰背部憋困 6 个月"入院。

[现病史] 患者 6 个月前无明显诱因出现右侧腰背部憋困，无尿频、尿急、尿痛等不适，未予重视，7 天前检查发现左肾积水，进一步行 IVP 检查示右侧输尿管结石，右肾积水，为求进一步诊治入住我科。患者自发病以来，精神、食欲可，睡眠佳，大、小便正常，体重未见明显变化。

[既往史] 无高血压、糖尿病、冠心病等病史；否认肝炎、结核等传染病史；8 年前在太原市某医院行右侧锁骨手术，否认输血史；否认药物、食物过敏史。

[个人及家族史] 生长于原籍，未到过疫区，无有害及放射物接触史，吸烟 30 年，1 包/日。无酒、药物等不良嗜好，无冶游史。32 岁结婚，生育 1 女，配偶体健。家族中无与患者类似疾病，无家族遗传倾向。

[专科检查] 生命体征平稳，双肾区叩痛（－）；双侧输尿管未触及压痛；膀胱区无明显膨隆。外生殖器发育正常。

[辅助检查] ①泌尿系彩超示右肾积水，右侧输尿管上段扩张，右肾囊肿；②KUB 示平第 4 腰椎右侧横突处可见高密度影（图26－1）；③IVP 示左侧肾盂输尿管未见异常，平第 3、第 4 腰椎间隙右侧可见高密度影，该处近段输尿管扩张、远段输尿管显影差，右肾盂肾盏扩张积水（图 26－2）；④腹部 CT 平扫：右肾盂积水，

右输尿管上段扩张，右侧输尿管上段高密度影，CT 值为 430 HU（图 26 - 3，图 26 - 4）。

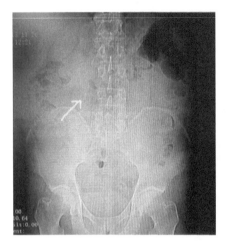

图 26 - 1　右侧输尿管上段结石

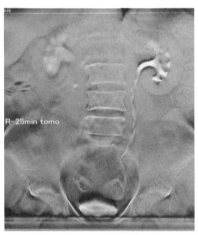

图 26 - 2　右侧输尿管上段结石

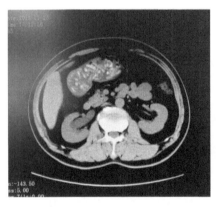

图 26 - 3　右肾积水

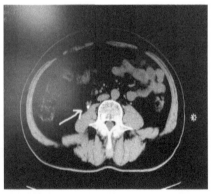

图 26 - 4　右侧输尿管上段结石

[入院诊断] 右输尿管结石。

[治疗经过] 入院后完善相关检查，明确诊断，考虑有手术适应证、无手术禁忌证，遂在全麻下行输尿管镜右侧输尿管结石钬激光碎石术。麻醉后患者取截石位，常规消毒，铺无菌单后，经尿道置入输尿管镜，在导丝引导下输尿管镜进入右侧输尿管口，缓慢进境，顺利到达结石部位，应用钬激光将结石击碎，留置输尿管支架

管，过程顺利，术毕，患者安返病房。

[**出院诊断**]　右侧输尿管结石。

📷 病例分析

原发性输尿管结石少见，输尿管结石多数是肾结石排出过程受阻在输尿管狭窄处所发生的，如果受阻时间长则会在停留处长大。输尿管结石临床表现有：①疼痛，即肾绞痛，阵发性发作，疼痛沿输尿管行径放射至同侧下腹部，上段输尿管结石伴有恶心、呕吐；下段结石引起的疼痛位于下腹部向同侧腹股沟、阴囊、大阴唇放射；结石位于膀胱壁间段时可表现为耻骨上区疼痛伴有膀胱刺激征，并向尿道及阴茎头放射。②血尿，90%的患者有肉眼或镜下血尿，有时活动后镜下血尿为患者唯一的临床表现。③膀胱刺激征。④结石合并感染时可有寒战、高热，严重时出现血压下降等感染性休克表现；双侧输尿管结石致双侧输尿管梗阻时可表现为无尿。⑤排尿时结石排出体外。

输尿管结石应与以下疾病鉴别诊断。

（1）腹腔淋巴结钙化：两者在X线片上均有不透光阴影，有时容易混淆。CT可以鉴别，输尿管结石位于输尿管走行区。

（2）输尿管肿瘤：两者均存在输尿管梗阻、积水。输尿管肿瘤多为中老年患者，少有肾绞痛，以间歇、无痛、全程、肉眼血尿多见。输尿管结石多为中青年患者，多有肾绞痛。CT显示输尿管肿瘤为输尿管内异常软组织影，而输尿管结石为输尿管内极高密度影，可由此鉴别。

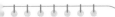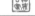

病例点评

　　输尿管结石为泌尿外科常见病。依据病史、体格检查、尿常规、泌尿系超声、KUB、CT、IVP 等辅助检查手段，多不难诊断。

　　输尿管结石的治疗：①肾绞痛的治疗，镇痛、解痉，必要时行 ESWL、输尿管支架管置入、输尿管镜碎石、经皮肾镜碎石、肾造瘘等；②排石治疗，多饮水，多活动，辅以排石药物；③ESWL；④输尿管镜碎石术；⑤经皮肾镜碎石术；⑥腹腔镜和开放手术。

（李双平）

笔记

027 膀胱结石 1 例

病历摘要

患者，女性，52 岁。主因"间断尿频、尿痛 2 年余，加重伴尿流中断半年"入院。

[现病史] 患者于 2 年前无明显诱因出现尿频、尿急、尿痛，无发热、血尿、腰痛、恶心、下腹部憋胀、全身水肿等症状，自行口服药物治疗（具体不详），效果一般。半年前上述症状加重，出现尿流中断，运动时伴有下腹部不适，无发热、腰痛、恶心等症状。就诊于当地医院，诊断为"膀胱结石"，给予静脉输注左氧氟沙星 1 周，后间断口服左氧氟沙星片，上述症状无明显缓解。为求进一步治疗，就诊于我院门诊，以"膀胱结石"收住我科。患者自发病以来，精神可，食欲、睡眠佳，大便正常，小便如上，体重正常。

[既往史] 无高血压、心脏病、糖尿病病史；否认肝炎、结核等传染病病史，有剖腹产手术史。于 20 余年前放置宫内节育器，之后曾取节育器，被告知节育器滞留，未做特殊处理。无外伤史，有输血史，否认食物、药物过敏史。

[个人及家族史] 无特殊不良嗜好。25 岁结婚，生育 2 子，配偶患糖尿病、高血压。家族中无与患者类似疾病，无家族遗传倾向。

[专科检查] 生命体征平稳，双肾区叩痛（−）；双侧输尿管未触及压痛；膀胱区无明显膨隆。外生殖器发育正常。

[辅助检查] ①尿常规示白细胞（＋＋＋），镜检白细胞 284 个/μL；

②泌尿系彩超示双肾、输尿管未见异常，膀胱内可见2个强回声，后伴有声影，最大约2.5 cm×2.8 cm，提示多发结石；③骨盆区平片示膀胱区高密度影，膀胱结石可能（图27-1）；④泌尿系CT示膀胱内多发高密度影，提示膀胱结石（图27-2）；⑤膀胱镜检查（图27-3）：膀胱黏膜充血，未见肿块、溃疡，双侧输尿管口清晰，可见喷尿，膀胱内可见2枚结石，均约2.5 cm大小，颜色偏白，表面欠光滑，其中1枚形态不规则，呈锤子状。结合患者有节育环滞留病史，考虑为节育环移位，伴结石形成。

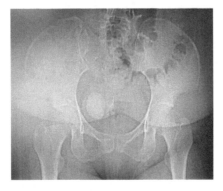 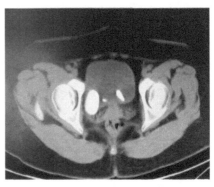

图27-1　腹部平片示膀胱结石　　　图27-2　腹部CT示膀胱结石

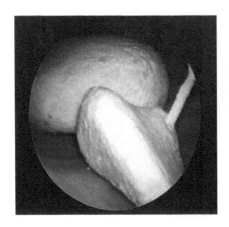 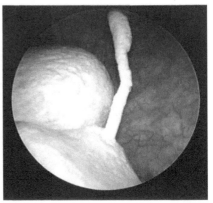

图27-3　膀胱镜示膀胱结石

[术前诊断] 膀胱结石。

[治疗经过] 患者入院后完善相关检查，明确诊断后，评估有

笔记

手术适应证、无手术禁忌证，遂在腰麻下行膀胱结石钬激光碎石术＋膀胱异物取出术。麻醉后患者取截石位，常规消毒铺无菌单，以膀胱镜经尿道插入膀胱，观察膀胱内可见 2 枚结石，均约 2.5 cm 大小，颜色偏白，表面欠光滑，其中 1 枚形态不规则，呈锤子状，膀胱黏膜无明显水肿、充血，双侧输尿管口清晰可见。以钬激光碎石系统将结石逐步粉碎呈小颗粒状，粉碎不规则结石后可见其内有一长约 2 cm 棒状异物，用 Ellik 冲洗器将结石碎块吸出，用膀胱异物钳夹出膀胱内异物，检查无较明显结石碎块残留，拔出膀胱镜，置 F22 三腔尿管，持续冲洗，冲洗液清。术毕，患者安返病房。

病例分析

原发性膀胱结石较少见，多发生于男孩，与低蛋白血症、低磷酸盐饮食有关，少数发生在成人，可能与机体脱水和钙代谢异常有关。继发性膀胱结石常发生于良性前列腺增生、膀胱憩室、神经源性膀胱、尿道狭窄、膀胱内异物和感染患者，或因肾、输尿管结石排入膀胱。典型症状为排尿中断，疼痛向会阴部和阴茎头放射，伴排尿困难、终末血尿、尿频和尿急。若结石持续嵌顿于膀胱颈部可发生急性尿潴留。男孩在发病时常用手牵拉或揉搓阴茎、跑跳或改变体位，以排出尿液及缓解疼痛。

膀胱结石应与以下疾病鉴别诊断。

（1）膀胱异物：膀胱异物可以引起排尿困难、尿频、尿急、尿痛和血尿。有膀胱异物置入史。但多掩盖病史，需要仔细询问。膀胱镜是主要鉴别手段，可以直接看到异物的性质、形状和大小。膀胱区平片可见不透光的异物，有鉴别诊断价值。

（2）尿道结石：尿道结石主要来源于上尿路，下行嵌顿于尿

笔记

道。有排尿困难、排尿疼痛、排尿中断和梗阻。尿道结石常嵌顿于后尿道和舟状窝，后者可以触到。用金属探杆可以碰到结石，并有碰撞感。尿道前后位及斜位 X 线片，可以看到不透光阴影，呈圆形或卵圆形，一般如花生米大小。

（3）膀胱肿瘤：膀胱肿瘤表面有钙质沉着时，超声有时有强回声，伴有声影，但不随体位改变而移动，膀胱镜检查可以明确诊断。

病例点评

膀胱结石为泌尿外科常见疾病，依据病史、超声、KUB、CT、膀胱镜等检查多可明确诊断。治疗原则：一是取出结石；二是纠正形成结石的原因。

膀胱结石的治疗包括内镜手术、开放性手术和 ESWL。治疗方式：①腔内治疗是目前治疗膀胱结石的主要方法，可以同时处理下尿路梗阻病变，如前列腺增生等。具体术式有经尿道激光碎石术、经尿道气压弹道碎石术、经尿道机械碎石术、经尿道膀胱超声碎石术、经尿道液电碎石术。②儿童膀胱结石多为原发性结石，可以选择 ESWL；成人原发性结石较小，也可以采用 ESWL 治疗。③膀胱结石开放手术治疗不应作为首选治疗。相对适应证：①较为复杂的儿童膀胱结石；②巨大结石；③严重的前列腺增生或尿道狭窄者；④膀胱憩室内结石；⑤膀胱内围绕异物形成的大结石；⑥同时合并需要开放手术的疾病，如膀胱肿瘤等。合并严重内科疾病的膀胱结石患者，可以先行导尿或膀胱穿刺造瘘，待内科疾病好转后再行治疗。

（李双平）

028 尿道结石1例

病历摘要

患者，男性，26岁。主因"腰椎骨折伴截瘫术后2年，体检发现尿道结石1年余"入院。

[现病史] 患者于2014年工作时受伤致腰2~腰4椎体骨折，伴截瘫，大便失禁，小便感觉减退，排尿时需增加腹压辅助排尿，于1年前体检时发现尿道结石，无尿线变细、尿频、尿不尽等不适感，故未予处理。于2016年8月3日行泌尿系彩超示膀胱炎，后尿道前列腺段结石可能，膀胱残余尿量约151.3 mL。为求进一步诊治入院住我科。患者自发病以来精神、食欲好，大便失禁需借助缓泻药物促进排便，睡眠可，体重无明显变化。

[既往史] 既往体健，否认肝炎、结核等传染病史，否认糖尿病、高血压病史。于2014年行右股骨骨折手术、腰椎骨折手术，有输血史，否认食物、药物过敏史。

[个人及家族史] 患者生于原籍，未到过疫区，无有害及放射物接触史，无不良嗜好，无冶游史。已婚，生育1子，配偶体健。家族中无与患者类似疾病，无家族遗传疾病。

[专科检查] 生命体征平稳，双肾区叩痛（-）；双侧输尿管未触及压痛；膀胱区无明显膨隆。外生殖器发育正常。

[辅助检查] ①尿常规（2016年8月3日）示镜检 WBC 23/HP；②泌尿系超声（2016年8月3日）示膀胱炎，后尿道前列腺段结石可能，膀胱残余尿量约151.3 mL（图28-1）。

[入院诊断] 尿道结石，陈旧性腰椎骨折，截瘫。

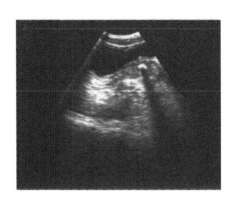

图 28 - 1　尿道结石

[治疗经过] 患者入院后完善相关检查，明确诊断，考虑有手术适应证、无手术禁忌证，遂行经尿道结石钬激光碎石术。患者取截石位，消毒铺单。输尿管镜置入尿道，于尿道前列腺部可见一约 1.0 cm×1.0 cm 大小结石，表面欠光滑，将结石推入膀胱，检查膀胱，见膀胱黏膜粉白，未见肿块，双侧输尿管口清晰，可见喷尿。以钬激光逐渐将结石击碎为小于 3 mm 碎块，用取石钳将结石碎块取出。检查无较明显结石碎块残留，拔出输尿管镜，置 F18 三腔尿管，持续冲洗，冲洗液清。术毕，患者安返病房。

病例分析

尿道结石（urethral calculi）绝大多数来自肾和膀胱，极少数是尿道狭窄、尿道憩室及异物存在等因素在尿道内形成。尿道结石比较少见，患者多为男性。常见于膀胱结石排出时停留嵌顿于尿道，好发部位为尿道前列腺部、尿道球部、舟状窝及尿道外口。少数发生于尿道狭窄处、尿道憩室中的原发性尿道结石。尿道结石临床表现为会阴部剧烈疼痛后出现急性排尿困难、点滴状排尿伴血尿和尿痛，重者出现急性尿潴留。

笔记

尿道结石鉴别诊断：

（1）尿道狭窄：临床表现为尿线变细，伴或不伴尿痛，或完全不能排尿，既往有尿道感染史或外伤史，尿道造影或尿道镜可明确。

（2）神经源性膀胱：临床多表现为尿频、排尿无力、尿线变细等症状，多伴有大便不畅，既往有糖尿病、脑梗死、脊髓病变等病史，尿动力学检查可以明确诊断。

病例点评

尿道结石为泌尿外科常见病。依据病史、体格检查、尿常规、泌尿系超声、CT、尿道镜等辅助检查手段，多不难诊断。尿道结石的治疗：①人部分前尿道结石，可以向尿道内注入无菌石蜡油，用手轻轻将结石向尿道远端推挤，或用镊子将结石直接钳夹出来，必要时切开尿道口。②对于后尿道结石，可以用尿道探子将结石推入膀胱，再按膀胱结石处理。③原位腔内治疗，适用于以上两种方法不能处理的尿道结石。目前使用较多的是腔内镜下钬激光或气压弹道碎石，在钬激光碎石的同时还可以气化切除尿道中的瘢痕组织，解除尿道狭窄。④开放手术，极少采用，仅适用于尿道完全闭锁或有尿道憩室需要同时切除的患者。

（李承勇）

89

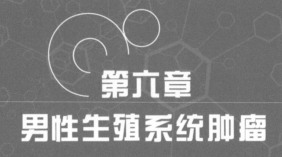

第六章
男性生殖系统肿瘤

029　肾细胞癌1例

病历摘要

患者，男性，48岁。主因"右腰部不适3个月，发现右肾占位1天"入院。

[**现病史**] 患者于2018年5月无明显诱因出现右侧腰部憋胀不适，伴食欲差，体形消瘦、消化不良。1天前就诊于当地医院，行腹部彩超示右肾实性占位、左肾结石。患者发病以来精神、食欲欠佳，大、小便正常，近3个月来体重减轻20 kg。

[**既往史**] 否认高血压、糖尿病、冠心病等病史。

[**个人及家族史**] 生育1子2女，无家族遗传病史。

[**体格检查**] 一般情况尚可，贫血貌，睑结膜苍白。双侧腰曲

线存在对称；双肾区无肿块及隆起，压痛（－），叩击痛（－）；双侧输尿管走行区深压痛（－）；膀胱区无明显膨隆，压痛（－）。阴毛呈男性分布，阴茎大小如常，双侧阴囊无明显肿大。

［**辅助检查**］①血沉 110 mm/h；血常规示血红蛋白 82.0 g/L。②腹部彩超示右肾上极实质内可探及一等回声，约 8.7 cm×7.8 cm 大小，边界清晰，形态规整；彩色多普勒血流图（color Doppler flow imaging，CDFI）示其内及周边可见血流信号。③CT 示右肾体积增大，其上极可见类圆形团块状软组织密度影，约 9.45 cm×8.12 cm×8.5 cm 大小，病灶突破肾筋膜，密度欠均匀，CT 值在 18～38 HU，增强扫描病灶呈不均匀强化；右肾动脉起始部发出分支血管供应右肾下极（图 29－1，图 29－2）。

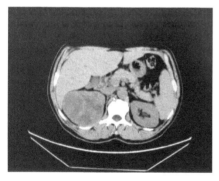 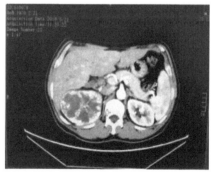

图 29－1　腹部 CT 平扫示右肾肿瘤　　图 29－2　腹部 CT 平扫增强示右肾肿瘤

［**入院诊断**］右肾肿瘤、贫血。

［**治疗经过**］入院后完善相关检查，积极纠正贫血，改善一般情况，行 CTA 并行三维重建（图 29－3）。

手术经过：麻醉后患者取

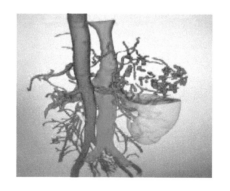

图 29－3　血管三维重建

左侧卧位，常规消毒铺无菌单，取右侧第12肋缘下腋后线处做长约2 cm的横行切口，以血管钳分离至腹膜后间隙，将球囊插入腹膜后间隙，注气500 mL，扩张腹膜后间隙，将Trocar经此切口穿入，接腹腔镜和气腹机，建立人工气腹并维持一定压力，在右侧第12肋缘下腋前线和腋中线髂棘上分别做切口并置入穿刺套管，经套管置入操作手件，分离腹膜外脂肪，打开侧椎筋膜，先于肾周脂肪囊与肾前筋膜间游离腹侧，再于肾后间隙游离至肾蒂处，显露肾动脉，分成2支，充分游离后以Hem-o-lock夹闭起始部肾动脉并切断，进一步游离肾蒂上下，见2支异位动脉分别供应肾下极和肾上极之瘤体，分别以Hem-o-lock夹闭并切断。游离观察肿瘤约9.0 cm×8.0 cm×7.5 cm，位于肾上极，与周围组织及后腹膜粘连紧密，遂于肾下极游离输尿管以Hem-o-lock夹闭并切断，自肾下极游离至肾蒂处，显露肾静脉，以Hem-o-lock夹闭并切断，游离肾周及瘤体周围组织，完整切除。创面止血，查无活动性出血，降低气腹压力后再次观察创面无明显出血，延长腋后线切口，逐层切开切口各层，完整取出切除标本。清点敷料器械无误，留置肾周引流管，逐层缝合切口各层，术毕。手术过程顺利，术中出血不多，未输血。标本送病理（图29-4，图29-5），患者安返病房。

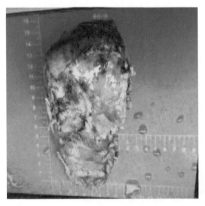
图29-4 右肾全切术后标本

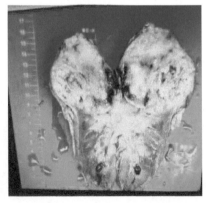
图29-5 右肾全切术后标本

病理诊断：右肾透明细胞性肾细胞癌（大小9.0 cm×8.0 cm×7.5 cm，Fuhrman 及 WHO/IISUP 分级：G3），（右肾门淋巴结）送检淋巴结未见癌转移（0/1）（图 29 - 6）。

图 29 - 6　HE 染色（10×10）

[**出院诊断**] 右肾透明细胞癌（pT2bN0M0，Ⅱ期）。

病例分析

目前，临床出现血尿、腰痛、腹部肿块"肾癌三联征"的概率为 6%~10%。这些患者就诊时往往为晚期，组织学为进展性病变。本例患者就诊 3 个月前出现腰部不适，并有进行性体重下降，入院化验有贫血、血沉增快，已表现有副肿瘤综合征。入院通过超声、CT 明确右肾上极肿瘤 10 cm，考虑为 T2b。通过 ECT 评估分肾功能，无手术禁忌证。拟行腹腔镜根治性右肾切除术，考虑患者肿瘤体积较大且位于右肾上极，术前积极纠正贫血，改善一般情况，行CTA 评估血管走行，该患者右肾动脉分支发出较早，同时有异位动脉发出供应肿瘤，术前我们利用 CT 信息进行了三维重建影像，准确把握血管分布和走行，做到了提前预警，规避了潜在的手术风险，使得手术更加高效和安全。术后病理诊断为右肾透明细胞性肾细胞癌，Fuhrman 及 ISUP 分级 G3，给予靶向药物治疗并定期复查。

病例点评

肾癌占成人恶性肿瘤的 2%～3%，病因未明，现无症状肾癌的发现率逐年升高，通过常规体检发现，临床出现血尿、腰痛、腹部肿块"肾癌三联征"的已经不到 10%。在肾癌的诊断中需与以下疾病鉴别。

（1）肾血管平滑肌脂肪瘤：可有腰痛、腹部肿块，少数患者有血尿。肿瘤较大时易破裂出血而致突发性严重血尿或休克。尿路平片肾影增大伴不规则低密度区，肾动脉造影实质期因其组成的组织密度不同而呈葱皮样分层排列。超声肿瘤含脂肪较多时呈团块状强回声，极具特征。CT 肿瘤呈边界清楚的低密度或不均匀性低密度占位，瘤内脂肪密度成分的存在是最具特征性的表现。

（2）肾盂癌：间歇性肉眼全程血尿与肾癌相似，但血尿比肾癌早，更常见，更严重。超声检查肾窦中央回声分裂或伴有肾盂积水，肾盂内出现实性不规则回声，肿瘤较结石回声低且无曳后声影，因回声较低易漏诊。CT 显示软组织肿块充填肾盂肾门区，常伴有肾积水，由于多数病例肿块较小，CT 诊断阳性率并不高，排泄性尿路造影显示肾盂肾盏内不规则充盈缺损和积水，肾脏增大早期多不明显。逆行肾盂造影可清楚显示充盈缺损的部位、大小，不受肾功能的影响，其鉴别诊断意义甚至优于 CT。但逆行造影有时只能显示肿瘤下界，呈杯状充盈缺损。

根治性肾切除术是得到公认的可能治愈肾癌的方法，中国泌尿外科疾病诊断治疗指南推荐：对于临床分期Ⅰ期（T1N0M0）不适于行肾部分切除的肾癌患者、临床分期Ⅱ期（T2N0M0）的患者，根治性切除术是首选治疗方法，不推荐对局限性肾癌患者行区域或扩大淋巴结清扫术。本例患者在术前行 CTA 及三维重建检查，在手术中能尽可能规避术中潜在风险、避免不必要的损伤。局限性肾癌患者手术后 1～2 年内有 20%～30% 发生转移，手术后尚无标准的可推荐的辅助治疗方案，高危患者有可能在临床试验中获益。

参考文献

1. 那彦群，叶章群，孙颖浩，等. 中国泌尿外科疾病诊断治疗指南：2014 版. 北京：人民卫生出版社，2013.

（郭晓华）

笔记

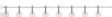
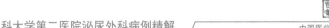

030 肾血管平滑肌脂肪瘤 1 例

病历摘要

患者，女性，53 岁。主因"体检发现右肾肿块 45 天"入院。

[现病史] 患者于 2017 年 7 月体检时，行彩超发现右肾肿块，无腰困、发热、血尿等不适。后就诊于当地医院，行 CT 提示"右肾错构瘤"。患者发病以来，精神、食欲好，大、小便正常，体重无明显变化。

[既往史] 冠心病 2 年，口服阿司匹林 100 mg/次、1 次/日；糖尿病 2 年，口服格列齐特 80 mg/次、2 次/日；高血压 14 年，口服硝苯地平 20 mg/次、2 次/日，马来酸依那普利片 10 mg/次、1 次/日。

[个人及家族史] 生育 2 子 1 女，无家族遗传病史。

[专科检查] 一般情况可，神清语利，查体合作。双侧腰曲线对称存在；双肾区无局限性隆起及凹陷，无压痛及叩击痛；沿双侧输尿管走行区无深压痛及反跳痛；膀胱区无膨隆，无压痛。外生殖器正常，阴毛呈女性分布。

[辅助检查] ①右肾下极可探及一高回声结节，约6.8 cm×5.1 cm大小，周界清，向被膜外生长，CDFI 其内可见点状血流信号，余双肾实质回声均匀，提示右肾错构瘤可能。②肾脏 CT 示右肾下极可见一不规则混杂密度影，约 5.5 cm×5.3 cm×6.5 cm 大小，其内可见脂肪密度，CT 值约 −78 HU，并可见实质分隔，增强扫描实性部分明显强化，肾周间隙显示清晰，腹膜后未见明显肿大淋巴结影，腹腔内未见明显积液征象。诊断：右肾错构瘤。

[入院诊断] 右肾血管平滑肌脂肪瘤，2型糖尿病，高血压，冠心病。

[治疗经过] ①完善相关检查，积极术前准备。②手术经过：麻醉后患者取左侧卧位，常规消毒铺无菌单，取右侧第12肋缘下腋后线处做长约2 cm的横行切口，以血管钳分离至腹膜后间隙，将尿管前端缚无菌手套手掌面，插入腹膜后间隙，注气500 mL，扩张腹膜后间隙，将Trocar经此切口穿入，接腹腔镜和气腹机，建立人工气腹并维持一定压力，在右侧第12肋缘下腋前线和腋中线髂棘上分别做切口并置入穿刺套管，经套管置入操作手件，分离腹膜外脂肪，打开肾周筋膜，游离肾脏腹侧和背侧，充分显露肾动脉，游离肾脏下极，观察肿瘤位于下极偏腹侧，突出于肾表面，周围脂肪包绕，触之易出血，充分显露肿瘤边界与肾脏交界处，再次显露肾动脉，以Bulldog夹闭肾动脉，于肾实质据肿瘤0.5 cm处剪除肿瘤及部分肾实质，完整切除肿瘤，观察肾实质创面无明显肿瘤残留，以0号倒刺线缝合创面，创面止血，检查无活动性出血，松开Bulldog，用时20分钟，观察肾脏色泽良好，降低气腹压后再次观察创面无明显渗血，延长腋后线切口，长约6 cm，逐层切开切口各层，完整取出标本。清点敷料器械无误，冲洗伤口，留置肾周引流管，逐层缝合切口各层，术毕。手术过程顺利，术中出血不多，未输血，标本送病理，患者安返病房。③病理诊断：（右肾）送检肿块镜下由梭形细胞、不规则厚壁血管及成熟脂肪细胞组成，部分呈上皮样，周边可见少量肾组织，结合免疫组化结果，符合血管平滑肌脂肪瘤（PEComa）。

[出院诊断] 右肾血管平滑肌脂肪瘤，2型糖尿病，高血压，冠心病。

病例分析

肾错构瘤又称肾血管平滑肌脂肪瘤，是由异常增生的血管、平滑肌及脂肪组织按照不同比例构成的，是一种良性肿瘤。错构瘤不仅可以发生在肾脏，还可以出现在脑、眼、心、肺、骨等部位，多发于中年女性。本例患者肾错构瘤单侧单发，属于不伴有结节性硬化症者，体检时发现，无明显临床症状，但瘤体较大（5.5 cm ×5.3 cm×6.5 cm），容易突然破裂，出现血尿和腰腹部肿块，严重时出现休克危及生命。结合影像学检查，入院诊断明确，有手术适应证，考虑肿瘤位于右肾下极，突出于肾脏之外，行保留肾单位手术。患者的 BMI 数值为 29，属于肥胖，术中腹膜外及肾周脂肪较厚，肿瘤周围脂肪有粘连，触之易出血，遂游离出肿瘤周围边界，保留肿瘤表面脂肪组织，使之成吊带样，便于手术时肿瘤相对固定，以利于完整切除肿瘤。术后病理诊断符合血管平滑肌脂肪瘤（PEComa），患者预后良好。

血管平滑肌脂肪瘤需与下列疾病相鉴别。

（1）单纯性肾囊肿：多数病例无症状，部分患者表现为腰痛、肿块，尿路造影显示肾实质内占位性病变。与肾癌不同的是尿液检查正常，无严重血尿，触之呈囊性肿块，尿路平片囊壁可呈蛋壳样或条纹样钙化。超声检查肾实质内有边界清楚的圆形无回声暗区，CT 显示边界光滑的低密度区。几种诊断方法结合，诊断准确率可达100%。

（2）肾细胞癌：可表现为腰痛、腰腹部肿块及血尿，但无痛性间歇性血尿更常见。发现腰腹部肿块往往已是晚期，泌尿系造影肾盂肾盏除受压、移位、变形外，多有破坏征象。肾动脉造影实质期可见肾影增大、造影剂聚集及血管池等表现。超声检查呈低回声或不均质回声的软组织块影。CT 检查显示明确的肿块影，密度高、

CT 值为正值。

（3）肾胚胎瘤：其主要表现为进行性增大的腹部肿块，为首发和最重要的临床表现，多发生于儿童，且进展迅速并伴恶液质表现，超声、CT、MRI 检查除显示巨大的肾肿块和少量肾组织外，由于瘤体内常有出血、坏死、囊变，肿块常为不均质性，甚至形成以巨大囊性肿块为主的病变，但囊壁厚而不规则。

病例点评

肾错构瘤又称肾血管平滑肌脂肪瘤，由成熟的脂肪组织、厚壁血管和平滑肌组成。每个肿瘤的各个组成成分比例不同，大约5%的血管平滑肌脂肪瘤的脂肪成分不足以在 CT 上表现出来，不能与肾癌区分。血管平滑肌脂肪瘤散发病例特点为单侧、女性多发、散发，多数无症状，但内部和周围出血时可引起疼痛。伴有结节硬化的病例特点为双侧、没有性别差异、多发、与多发肾囊肿相关。

对直径小于 4 cm 的肿瘤在无症状患者中发现时，无须治疗。肿瘤较大并有出血时，可进行手术或介入栓塞术。手术应最大限度地保留肾组织，可行肿瘤剜除或肾部分切除。对单侧巨大肿瘤、患肾功能损害严重，或并发严重大出血，对侧肾脏确实无潜在肿瘤存在可能者，可考虑行肾切除术。

参考文献

1. 葛宏发. 泌尿外科疾病诊断和鉴别诊断. 2 版. 北京：人民卫生出版社，2001.
2. 丹尼克. 泌尿系统影像学. 4 版. 王霄英，主译. 北京：人民卫生出版社，2011.

（郭晓华）

031 输尿管肿瘤 1 例

病历摘要

患者，女性，63 岁。主因"左侧腰腹部疼痛 1 天"入院。

[**现病史**] 患者于 2018 年 10 月 26 日上午无明显诱因出现左侧腰腹部疼痛，伴恶心、食欲缺乏，无发热、呕吐，无尿频、尿急、尿痛及肉眼血尿。遂就诊于我院门诊，行超声检查提示左肾集合系统分离，深约 1.7 cm，左输尿管上段扩张，宽约 0.8 cm。当晚 21 时左腰腹部症状加重，行泌尿系 CT 检查提示左输尿管中段肿瘤。患者发病以来，精神、食欲较差，大、小便正常，体重无明显减轻。

[**既往史**] 1990 年行双侧输卵管结扎术。否认高血压、糖尿病、心脏病史。

[**个人及家族史**] 生育 1 子，体健，否认家族遗传病史。

[**专科检查**] 一般情况尚可，神志清楚，查体合作。双侧腰曲线对称存在，未见局限性隆起；双肾区未触及肿块，无叩击痛；沿双侧输尿管走行区无深压痛及反跳痛；膀胱区无膨隆，无压痛及反跳痛。阴毛呈女性分布，尿道外口无异常分泌物。

[**辅助检查**] ①泌尿系彩超示左肾集合系统分离，深约 1.7 cm，左输尿管上段扩张，宽约 0.8 cm，膀胱内输尿管口可探及一强回声，大小约 0.6 cm，后伴弱声影，提示左肾积水（轻度），左输尿管上段扩张；膀胱内强回声（结石可能）。右肾、右输尿管未见明显异常。②泌尿系 CT 示左侧输尿管中段可见一结节状高密度影，直径约 1.0 cm，平扫平均 CT 值约 46 HU，管腔狭窄；增强扫描可

见病灶明显不均匀强化，平均 CT 值约 66 HU，左侧肾盂及输尿管中上段扩张、积液。③CTU 示左侧输尿管中段可见片状充盈缺损影，远端输尿管显影欠佳，左侧肾盂及输尿管中上段扩张，左侧肾周间隙内可见不规则形对比剂填充（图 31 –1）。

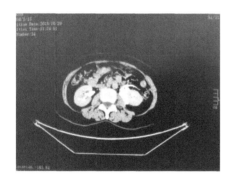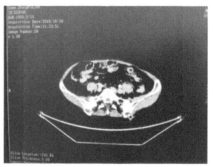

图 31 –1　影像学检查

[入院诊断]　左输尿管肿瘤。

[治疗经过]　①入院后完善相关检查，如尿脱落细胞检查、膀胱镜、CT 等。②手术经过：麻醉后患者取截石位，常规消毒铺无菌单，以 F8.5 输尿管镜进入左侧输尿管内，见左输尿管中段肿瘤，表面呈菜花状，似有一定活动度。与家属沟通：肿瘤外观系尿路上皮癌可能性大，建议行腹腔镜根治性左肾输尿管切除术，亦可先在输尿管镜下取肿瘤组织，行快速病理活检。家属考虑后决定直接手术。遂改右侧卧位，常规消毒铺无菌单。取左侧肋脊角 12 肋下斜切口，长约 3 cm，弯钳钝性进入腹膜后间隙，扩张切口，示指进入切口，扩张腹膜后间隙。自制气囊进一步扩张腹膜后空间，在手指引导下分别于腋中线髂嵴上 2 cm、腋前线肋缘下 1 cm 取切口，置入 10 mm、10 mm Trocar。肋脊角切口置入 12 mm Trocar。建立人工气腹，清理腹膜外脂肪，打开肾周筋膜，可见左肾周筋膜内大量液体，组织水肿。游离左侧肾脏背侧，游离肾动脉 2 支，分别以

Hem-o-lok 夹闭后剪断，继续游离左肾上极、腹侧、下极，不离断输尿管。仔细分离左肾静脉，以 Hem-o-lok 夹闭后剪断。进一步游离左肾，使之完全游离，向远端游离左输尿管。关闭气腹，拔除 Trocar，缝合切口。取平卧位，患侧垫高，使身体呈 30°斜位，取髂前上棘内下方 2 cm 与耻骨结节连线切口，逐层切开，进入腹膜外间隙，找到左输尿管，并将左肾由此切口取出，保证左输尿管完整，左输尿管跨越髂血管处可见局部增粗，病变长约 3 cm，与髂血管无明显粘连，游离左输尿管至膀胱入口处，袖状切除部分膀胱，取出标本。以薇乔线缝合膀胱，向膀胱内注约 200 mL 生理盐水，未见渗漏。冲洗创面，查无活动性出血，清点敷料器械无误，留置腹膜后引流管，缝合切口，术毕。手术过程顺利，未输血，标本送病理，患者安返病房。③病理诊断：输尿管肿块 3.0 cm×1.2 cm×1.0 cm 大小，镜下可见肿瘤由少许片巢状小蓝圆细胞及尿路上皮巢构成，输尿管尿路上皮核异型性明显，极性消失，病理性核分裂象易见，结合免疫组化结果，符合神经内分泌癌（G3）合并高级别尿路上皮癌，部分区域侵及输尿管管壁，局灶浸透管壁；未见明确脉管内瘤栓神经侵犯。

[出院诊断] 左输尿管癌。

病例分析

本例患者以左侧腰腹部疼痛 1 天就诊，行超声提示左肾积水（轻度），左输尿管上段扩张，膀胱内强回声（结石可能）。单从症状方面易与结石引起的肾绞痛混淆，区别在于肿瘤引起的症状一般顽固持续，解痉镇痛治疗后不易缓解。行泌尿系 CT + CTU 提示左输尿管占位伴左肾盂及输尿管上段扩张，考虑输尿管癌，左肾周间隙内对比剂填充，考虑肾盏破裂。据文献报道，自发性尿外渗在所有尿路造影检查中检出率占 0.08% ~ 1.0%，因输尿管结石梗阻所致约占 50%，梗阻导致的集合系统压力过高或瞬间压力上升，引起肾盏穹窿或肾盂及输尿管上端破裂，导致尿液外渗。输尿管尿路上皮肿瘤引起输尿管梗阻，最终导致尿外渗罕见，发生部位以肾周（包括输尿管上段周围）多见，多数距原发肿瘤较远，且局部未见明确肿瘤侵犯证据。当患者肾积水原因不明时，尿肿瘤细胞或肿瘤标志物检查可能有助于病因鉴别，活检或手术取得病理可能是明确诊断、避免误诊的唯一有效手段。

本例治疗方案中，先行输尿管镜检，观察到输尿管内菜花样肿块，考虑尿路上皮癌可能，输尿管镜下良性病变大多呈灰白色，表面光滑，柱状或分支状，有狭长的蒂，少见滋养血管，而恶性呈乳头状或菜花样生长、易出血，较多滋养血管长入，病理活检可确诊。后行腹腔镜左肾 + 左输尿管切除 + 膀胱袖状切除术。术后病理：输尿管肿块符合神经内分泌癌（G3）合并高级别尿路上皮癌，部分区域侵及输尿管管壁，局灶浸透管壁。

神经内分泌癌是起源于不同器官内神经内分泌细胞的一组异质性肿瘤，主要发生于肺部。肺外神经内分泌癌可涉及多种器官，但均非常罕见，主要发生在胃肠道和泌尿生殖道，膀胱为最常见的部位，原发于输尿管的神经内分泌癌更罕见，确诊依靠病理和免疫组化染色检查，其多与其他类型混合存在，包括尿路上皮癌、鳞癌等。本病确诊时一般为晚期，与尿路上皮癌相比，具有高度转移潜能和预后较差的特点，治疗以手术切除联合放化疗为主，但目前疗效差，早期发现、治疗有重要意义。

输尿管肿瘤需与以下疾病相鉴别。

（1）输尿管息肉：多见于 40 岁以下青壮年，病史长，血尿不显著，输尿管造影见充盈缺损，但表面光滑，呈长条状，范围较输尿管肿瘤大，多在 2 cm 以上，部位多在近肾盂输尿管连接处，反复从尿液中找瘤细胞皆为阴性。

（2）输尿管结石：多见于 40 岁以下青壮年，以绞痛为特点，肉眼血尿少见，多为间歇性镜下血尿，常与绞痛并存。X 线检查：输尿管逆行造影，输尿管肿瘤为充盈缺损，输尿管阴性结石为负影，输尿管肿瘤局部扩张，呈杯口状改变，而输尿管阴性结石则无此改变。CT 平扫结石呈高密度影，肿瘤呈软组织影。

（3）输尿管狭窄：表现为腰腹部胀痛和肾积水，但输尿管狭窄无血尿史，X 线尿路造影检查表现为单纯狭窄，无充盈缺损。反复尿脱落细胞检查为阴性，膀胱镜检查无肿瘤突入膀胱。

（4）膀胱癌：位于输尿管口周围的膀胱癌，将输尿管口遮挡，输尿管癌突入膀胱有两种情况，一是肿瘤有蒂，瘤体在膀胱，蒂在输尿管；二是肿瘤没有蒂，肿瘤在输尿管和膀胱各一部分。行膀胱镜检查，观察膀胱肿瘤蒂部和输尿管的关系，有助于鉴别。

病例点评

输尿管肿瘤是发生于输尿管壁各种组织的肿瘤，其中原发性恶性上皮肿瘤最常见，移行上皮细胞癌约占输尿管肿瘤的 75% 以上，高达 40% 的移行细胞癌患者短时间后发现膀胱癌，因此，早期诊断非常重要。

无论输尿管癌灶位于何处，大部分非乳头状瘤和 40% 的乳头状瘤都具有侵袭性，若只对上尿路移行细胞癌进行局部切除，残余集合系统及输尿管极有可能复发。因此，标准的术式需要行输尿管肾切除术，包括同侧输尿管口周围的膀胱，术后定期复查尤为重要。

参考文献

1. 丹尼克. 泌尿系统影像学. 4 版. 王霄英，主译. 北京：人民卫生出版社，2011.

（郭晓华）

笔记

032 膀胱癌 1 例

病历摘要

患者，男性，76 岁。主因"间断无痛性肉眼全程血尿 2 周"入院。

[**现病史**] 患者于 2018 年 12 月初无明显诱因出现无痛性肉眼全程血尿，不伴发热、腰困，无明显血块等。自行对症处理后无明显好转。血尿间断出现，为进一步诊治就诊于我院，行超声提示膀胱壁高回声团，2.1 cm×1.6 cm 大小，遂以"膀胱肿瘤"收住院。患者发病以来，精神、食欲好，大便正常，体重无明显减轻。

[**既往史**] 既往体健。否认高血压、糖尿病、心脏病病史。

[**个人及家族史**] 生育 2 子 3 女，均体健，否认家族遗传病史。

[**专科检查**] 一般情况尚可，神志清楚，查体合作。双侧腰曲线对称存在，未见局限性隆起；双肾区未触及肿块，无叩击痛；沿双侧输尿管走行区无深压痛及反跳痛；膀胱区无膨隆，无压痛及反跳痛。阴毛呈男性分布。

[**辅助检查**] ①泌尿系彩超示膀胱壁异常高回声团，2.1 cm×1.6 cm 大小，膀胱沉积物，前列腺增生样改变，提示膀胱肿瘤；双肾、双侧输尿管未见明显异常。②泌尿系 CT 示膀胱后壁占位，考虑膀胱癌可能性大（图 32 - 1）。③心电图示窦性心律，完全性右束支传导阻滞，ST-T 改变，左室高电压，心电图不正常。④IVP 示双肾、输尿管显影良好，未见明显异常，膀胱左侧壁可见充盈缺损（图 32 - 2）。

[**入院诊断**] 膀胱肿瘤。

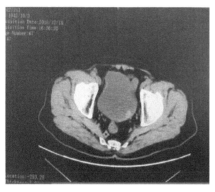

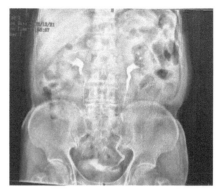

图 32－1　膀胱后壁占位　　　　图 32－2　膀胱左侧壁可见充盈缺损

[治疗经过]　①入院后完善相关检查，如尿脱落细胞检查、膀胱镜、CT 等。②手术经过：麻醉后患者取截石位，常规消毒铺无菌单，以 F25 电切镜置入膀胱，灌注 5% 甘露醇，观察双侧输尿管口显示清楚，可见喷尿。膀胱左侧壁可见一范围约 4 cm×5 cm 广基肿瘤，表面呈菜花状及分支乳头状，覆盖左输尿管口。将电切和电凝功率分别调为 120 W 和 80 W，依次切除膀胱肿瘤，最后切除左输尿管口及开口处肿块，深及膀胱肌层，并电灼瘤旁黏膜，创面止血，查无活动性出血，观察左输尿管腔断端管口黏膜清晰，喷尿正常，无肿瘤残留。清点敷料器械无误，留置 F20 三腔尿管持续冲洗膀胱，标本送病理，患者安返病房。③病理诊断示膀胱低级别非浸润性乳头状尿路上皮癌。

[出院诊断]　膀胱低级别非浸润性乳头状尿路上皮癌。

病例分析

本例患者以无痛性肉眼全程血尿就诊，从临床症状及患者年龄，应首先怀疑膀胱肿瘤，行超声和 CT 检查均提示膀胱肿瘤，膀胱镜下明确诊断，并行 TUR-Bt 术。术后病理报告为膀胱低级别非

浸润性乳头状尿路上皮癌。

本例患者膀胱肿瘤位于膀胱左侧壁，行电切时需注意闭孔神经反射导致膀胱穿孔的危险，膀胱充水不要太多，每次少切、快切，多能顺利完成手术。若手术需要，可有意识的人为膀胱穿孔。另外，输尿管口处非浸润性肿瘤，切除时可无损于输尿管口，若手术必要，此处的肿瘤应像其他部位肿瘤一样彻底切除。输尿管口处尽量避免电凝，防止输尿管口狭窄，如输尿管口切除后，管腔喷尿良好，不一定需要放置支架管。作为预防膀胱肿瘤复发的措施，术后需要定期膀胱灌药，定期复查膀胱镜等。

当患者出现血尿时应注意和以下疾病相鉴别。

（1）膀胱结核：可有血尿和膀胱刺激症状。膀胱结核有肾或肺结核病史，有低热、盗汗、食欲减退等全身症状。有米汤样脓尿，尿液检查有大量脓细胞。尿60%结核菌培养呈阳性，超声检查无占位性病变。膀胱镜检查提示膀胱内炎性充血，血管模糊，可见结核结节、溃疡，无新生物。溃疡创面需与浸润性膀胱癌鉴别，取组织活检对鉴别诊断有重要意义。

（2）前列腺增生：可有肉眼血尿和明显的尿路刺激症状。但前列腺增生以进行性排尿困难为特点，病史较长，直肠指诊可触及肿大的前列腺，超声和CT检查均可显示前列腺增大。膀胱镜检查可见增大的前列腺，后尿道延长，膀胱内可见小房和小梁，但无明确新生物。

（3）腺性膀胱炎：为少见的膀胱上皮良性增生性病变，表现为血尿、膀胱刺激症状和排尿困难，多与感染、结石、梗阻的慢性刺激有关。无论超声或膀胱镜检查，乳头状瘤样腺性膀胱炎极易误诊为肿瘤。活检是确诊的重要手段，以下几点有助于鉴别：一是腺性膀胱炎的乳头状肿块表面光滑，蒂宽，无血管长入；二是不呈浸润性生长，而广基的膀胱肿瘤超声图像可见浸润性改变。滤泡状、绒毛状水肿在膀胱镜下呈透明光滑，不像移行细胞癌呈水草样，而且血管明显，前者活检时不易出血，后者易出血。

📋 病例点评

在我国，男性膀胱癌发病率位居全身恶性肿瘤的第 7 位，膀胱癌的发生是复杂、多因素、多步骤的病理变化过程，既有内在的遗传因素，又有外在的环境因素，较为明显的两大致病危险因素是吸烟和长期接触工业化学产品。从临床表现看，血尿是膀胱癌最常见的症状，尤其是间歇性全程无痛血尿。血尿出现的时间及出血量和肿瘤恶性程度、分期、大小、数目、形态并不一致。

当怀疑膀胱肿瘤时，超声、CT、IVP 及肿瘤标志物测定等均作为膀胱肿瘤的常规检查，膀胱镜检查及活组织检查在膀胱肿瘤诊断中占有及其重要的地位，以上检查相互补充，明确膀胱肿瘤诊断、分期和转移等情况。

膀胱肿瘤以手术治疗为主。手术治疗可分为经尿道手术、膀胱切开肿瘤切除术、膀胱部分切除术及膀胱全切术等。根据肿瘤的部位、数目、浸润深度及患者全身情况选择不同的治疗方法。

参考文献

1. 葛宏发. 泌尿外科疾病诊断和鉴别诊断. 2 版. 北京：人民卫生出版社，2001.
2. 那彦群，叶章群，孙颖浩，等. 中国泌尿外科疾病诊断治疗指南：2014 版. 北京：人民卫生出版社，2013.

（郭晓华）

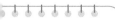 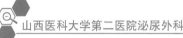

033 前列腺癌 1 例

病历摘要

患者，男性，49 岁。主因"穿刺发现前列腺癌 1 月余"入院。

[现病史] 患者于 2018 年 8 月体检发现 PSA 升高，就诊于我科，行前列腺穿刺活检术，术后病理结果提示前列腺癌（Gleason 分级：3 + 3 = 6 分）。患者发病以来，精神、食欲好，大、小便正常，体重无明显改变。

[既往史] 高血压 8 年，口服施慧达 20 mg/次，1 次/日；阿司匹林 100 mg/次，2 次/周，已停服 1 周。否认冠心病、糖尿病病史。

[个人及家族史] 生有 1 女，否认家族遗传病史。

[专科检查] 患者一般情况尚可、神清语利、查体合作。双侧腰曲线对称存在；双肾区无压痛及叩击痛；沿双侧输尿管走行区无深压痛及反跳痛；膀胱区无膨隆、无压痛，无肌紧张。阴毛呈男性分布，阴囊及内容物未及异常。肛诊：前列腺增大，质韧、右侧偏下可触及一蚕豆大小硬节。

[辅助检查] ①化验：TPSA 40.15 ng/mL，FPSA/TPSA 3.01%。②盆腔 MRI 示前列腺体积稍大，约 4.9 cm × 4.0 cm × 4.5 cm 大小，中央带及移行带信号欠均匀，其内信号减低，未见明显异常信号灶，外周带 5 点方向可见片状长 T_1、短 T_2 信号影，DWI 呈稍高信号，边界欠清，约 0.9 cm × 1.5 cm × 0.9 cm 大小，膀胱充盈欠佳，膀胱壁尚光整，盆腔内未见明显积液，未见明显肿大淋巴结。③骨扫描示全身骨显像未见明显异常。④前列腺穿刺病理结果（2018 年 9 月 13 日）示前列腺癌，Gleason 分级：3 + 3 = 6 分。

[**入院诊断**] 前列腺癌，高血压。

[**治疗经过**] ①入院后完善相关检查，积极术前准备。②手术经过：麻醉后患者取头低脚高位，常规消毒铺无菌单，由尿道置入F18 双腔尿管。取脐下纵切口，长约 3 cm，在腹白线两旁横向切开腹直肌前鞘，手指伸入前鞘和腹直肌间隙钝性分离，置入自制气囊，进一步扩张腹膜外空间。此切口置入 10 mm Trocar，连接气腹，置观察镜。在直视下分别在脐下 2 cm 腹直肌旁左侧、右侧和反麦氏点穿刺并置入 12 mm、10 mm、5 mm 一次性 Trocar。清理前列腺及膀胱颈部脂肪，清扫左右闭孔淋巴结、左右侧髂外淋巴结。在前列腺两侧打开盆筋膜，小心分离前列腺与盆壁之间层次，离断耻骨前列腺韧带，2-0 薇乔线缝扎背静脉复合体。牵拉尿管，辨认前列腺与膀胱颈之间界限，超声刀由此间隙进行锐性＋钝性分离，直至精囊层次，该层次不清，以右侧为著，局部组织质硬，离断输精管，逐渐以 Hem-o-lock 钳夹并离断双侧前列腺侧韧带，至前列腺尖部。超声刀离断背静脉复合体，游离远端尿道，靠近尖部剪断尿道。进一步分离前列腺与直肠间隙，此处粘连严重，钝性＋锐性分离，使前列腺完全游离。手指进入肛门，直视下检查直肠前壁，未见直肠损伤。创面止血，3-0 倒刺线适当缝合膀胱颈口，使口径大小便于吻合，以 3-0 薇乔线连续吻合膀胱颈口及尿道后壁，更换 F18 尿管，继续吻合前壁，尿管水囊注水 15 mL，检查创面无活动性出血，留置盆腔引流管，关闭气腹。清点敷料器械无误，缝合切口。术毕，手术过程顺利，术中出血约 50 mL，未输血，标本送病理，患者安返病房。病理回报：送检前列腺根治术后标本示前列腺腺泡腺癌（Gleason 评分：3＋4＝7 分，预后分组：Ⅱ/Ⅴ），病变累及前列腺右叶及基底部，未见明显神经侵犯及脉管内癌栓；病变局部紧邻右叶及基底切缘（最近约 0.15 cm）；病变未侵及尿道、精囊

腺；尿道切缘、双侧输精管及双侧精囊腺断端均未见癌；以间质多灶状淋巴细胞为主的炎细胞浸润，局灶可见中性粒细胞浸润，小脓肿形成。（左闭孔及髂血管淋巴结）送检淋巴结未见癌转移（0/3），（右髂血管及右闭孔淋巴结）送检淋巴结未见癌转移（0/6）。

[出院诊断] 前列腺癌（T2N0M0）。

病例分析

本例患者常规体检时发现 PSA 为 40.15 ng/mL，FPSA/TPSA 为 3.01%，且比值较低，直肠指诊可触及小硬结，盆腔 MRI 异常信号，均提示前列腺癌可能。依据指南，行前列腺穿刺活检，结果提示前列腺癌（Gleason 分级：3 + 3 = 6 分）。患者符合前列腺癌根治术指征，术中前列腺右叶有粘连，术后病理也证实病变累及前列腺右叶及基底部（Gleason 评分：3 + 4 = 7 分），预后分组：Ⅱ/Ⅴ。本例患者属于中高危等级，目前大多数主张对中高危前列腺癌行扩大盆腔淋巴结切除术，包括髂外、髂内、闭孔淋巴结，术中清扫淋巴结，未发现转移。术后积极监测 PSA 指标，预防生化复发。

其他治疗有以下 8 种方式。

（1）体外适形放射治疗：是一种将外照射治疗应用于前列腺癌的新方法，通过提高前列腺部位的最大照射剂量，同时减少前列腺周围组织的照射剂量，可减少传统体外放射治疗的不良反应，提高治疗效果。

（2）放射性粒子种植治疗（近距离放疗）：是将放射性粒子经过会阴部皮肤种植到前列腺中，通过近距离放射线杀伤前列腺癌，因损伤小，通常不需要其他治疗辅助，也是前列腺癌的治愈性治疗方法之一。根据肿瘤的分级、分期、PSA 值，放射性粒子种植治疗后可进一步加用体外适形放射治疗。

（3）冷冻治疗：是一种微创治疗手段，在超声引导下将探针通过会阴部皮肤置入前列腺中，然后将 –96℃的液氮注入探针以冷冻并杀死肿瘤细胞。目前，冷冻治疗常作为外照射治疗后无效的前列腺癌患者的二线治疗。

（4）高能聚焦超声治疗和组织内肿瘤射频消融治疗：也是尚处于试验阶段的局部治疗方法。与根治性前列腺癌手术和放疗相比，其对临床局限性前列腺癌的治疗效果还不十分确定，需要更多的临床研究加以评估。

（5）前列腺癌内分泌治疗：是一种姑息性治疗手段，包括服药、打针、服药联合打针、双侧睾丸切除。通过去除或阻止睾酮（即雄激素）对前列腺癌细胞产生作用，以暂时抑制前列腺癌细胞的生长，延缓疾病的恶化进展。

（6）化疗：用于治疗对内分泌治疗抵抗的转移性前列腺癌患者，以期延缓肿瘤生长，延长患者的生命。研究已经证实，多西他赛能有效延长内分泌治疗抵抗性前列腺癌患者的生存时间；而卡巴他赛可以进一步延长经多西他赛治疗失败的患者的生存时间。许多临床试验正在研究新的药物和药物组合，目的是为了找到更有效、不良反应更少的治疗方法。阿比特龙是其中最具临床应用价值的新药，对于内分泌治疗抵抗性前列腺癌的有效率颇高。

（7）核素治疗：是一种用于治疗前列腺癌骨转移骨痛患者的姑息性治疗手段。静脉注射或口服二膦酸盐类药物也可用于治疗骨转移导致的骨痛。

（8）其他治疗：其他治疗手段如生物靶向治疗仍在临床试验中。

病例点评

前列腺癌是指发生在前列腺的上皮恶性肿瘤。前列腺癌病理类型包括腺癌（腺泡腺癌）、导管腺癌、尿路上皮癌、鳞状细胞癌、腺鳞癌，其中前列腺腺癌占 95% 以上。前列腺癌自 2008 年起成为泌尿系统中发病率最高的肿瘤，并在中国的发病率出现了显著上升。2009 年我国肿瘤登记地区前列腺癌发病率为 9.92/10 万，位居男性恶性肿瘤发病率的第 6 位。前列腺直肠指检和血清 PSA 检测相结合，两者在筛查中的作用都十分重要。前列腺癌有多种治疗方法，每种治疗方法都有其利弊。根治性前列腺切除术是可能治愈局限性前列腺癌最有效的方法之一，前列腺癌根治术可采用经耻骨后途径、经会阴途径和腹腔镜或机器人辅助下的前列腺癌根治术。根治术适用于 T1～T2c 期，T3a 期可根据情况行辅助内分泌治疗或辅助放疗亦可取得良好治疗效果，T3b～T4 期经严格筛选后（如肿瘤未侵犯尿道括约肌或未与盆壁固定，肿瘤体积相对较小）可行根治术并辅以综合治疗。

参考文献

1. 那彦群，叶章群，孙颖浩，等. 中国泌尿外科疾病诊断治疗指南：2014 版. 北京：人民卫生出版社，2013.

（郭晓华）

笔记

034. 阴茎鳞状细胞癌 1 例

病历摘要

患者，男性，66 岁。主因"发现阴茎肿块 2 个月"入院。

[现病史] 患者于 2 个月前（2018 年 5 月）发现龟头黄豆大小肿块，呈进行性增大。1 个月前肿块破溃，伴有出血，无尿频、尿急、发热，给予局部消毒、清洁及抗感染治疗无好转，遂就诊于我院，行病理活检提示龟头中分化鳞状细胞癌，故收住入院，拟行手术治疗。

[既往史] 患者于 2008 年被诊断为阴茎癌（图 34 - 1），行龟头肿块切除，病理结果提示高分化鳞癌，切缘(-)。余(-)。

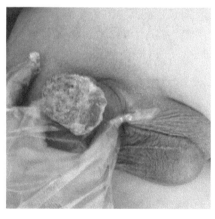

图 34 -1　阴茎癌：龟头表面溃烂

[个人及家族史] 未到过疫区，无有害及放射物接触史；吸烟 30 年，1 包/日；无饮酒史；无冶游史。32 岁结婚，育有 1 子 1 女，子女及配偶体健。父亲已故，母亲健在，无家族遗传病史。

[专科检查] 心肺(-)，双肾区叩痛(-)，下腹部无膨隆，双

侧腹股沟区未触及肿大的淋巴结。阴毛呈男性分布，阴茎大小如常，龟头腹侧及冠状沟肿块约 2 cm×3 cm 大小，尿道外口显示不清。

[**辅助检查**] ①泌尿系超声：左肾囊肿，0.9 cm×0.7 cm 大小，前列腺体积增大，余（ - ）。②盆腔 CT 平扫示盆腔及腹股沟区未见肿大的淋巴结，膀胱充盈良好，未见异常。龟头可见占位性病变。③术后病理结果示龟头中低分化角化型鳞癌，肿瘤侵及阴茎海绵体，局部累及尿道海绵体，未累及尿道。

[**入院诊断**] 阴茎中分化鳞癌。

[**治疗经过**] 入院前病理活检诊断示阴茎中分化鳞癌；入院后完善相关检查，在腰麻下行阴茎部分切除。

[**出院诊断**] 阴茎中分化鳞癌（pT2N0M0）。

病例分析

患者为老年男性，有阴茎癌病史，入院前病理活检诊断阴茎中分化鳞癌。肿瘤体积较大，侵及整个龟头及冠状沟，尿道外口受侵，肿瘤分化程度中度，建议行阴茎部分切除术。术前未发现增大的腹股沟及盆腔淋巴结，故暂不处理淋巴结，建议术后密切随访。鉴别诊断如下。

（1）凯腊增殖性红斑：阴茎头及包皮处有界限明显的深红色圆形片状斑块，亦有硬结或溃疡者，常误认为是阴茎癌的癌前病变，但病理学检查表现为表皮棘层细胞不良增生，真皮内有淋巴细胞浸润。

（2）阴茎 Bowen 病：为阴茎头部鳞状丘疹斑或红色鳞屑斑，界限清楚，或有浅表溃疡，与阴茎癌早期不易鉴别。应用连续切片的病理组织学检查，位于表皮内时期的鳞状细胞癌为博温病，癌细胞侵入真皮，则为阴茎鳞状上皮癌。

（3）阴茎尖锐湿疣：阴茎冠状沟处病毒感染后引起上皮细胞增生的瘤样病变，可形成溃疡，与阴茎癌早期相混淆。但病理组织学检查可见上皮呈乳头状增生，表皮向下延伸，棘细胞层增厚，有多数核分裂。但没有细胞的不典型性和多形性生长，更没有浸润性生长。

病例点评

阴茎癌是起源于阴茎头、冠状沟和包皮内板黏膜及阴茎皮肤的恶性肿瘤，是阴茎最常见的恶性肿瘤，占阴茎肿瘤的90%以上。最常见的病理类型是阴茎鳞状细胞癌，约占阴茎癌的95%。

本例患者术前进行活检明确诊断，行盆腔CT及超声明确临床分期。准确了解病理诊断、原发肿瘤的分级及区域淋巴结的情况对指定准确的治疗方案是必需的。在判断海绵体是否受侵时，要注重患者的查体情况，因为有研究认为单纯的查体对判断阴茎肿瘤是否侵犯到阴茎海绵体比超声影像学检查更准确。影像学检查，如超声或MRI可帮助辨别肿瘤原发灶的浸润深度，有利于判断是否侵犯阴茎海绵体，以决定手术治疗方案。

治疗目标为彻底清除肿瘤组织，且尽可能保留器官。其局部复发对长期生存率几乎无影响，所以保留器官方法是合理的。传统的阴茎肿瘤切除手术要求无瘤切缘≥2 cm，但近年来多项研究质疑这一观点的合理性。Agrawal等的研究结果显示，大于90%的阴茎癌镜下扩散范围<2 cm，尤其是中、高分化的阴茎鳞状细胞癌的累及范围通常<1 cm。随着术中冰冻切片技术的广泛开展，外科医师在

笔记

术中可以做到既能控制肿瘤又能最大限度地保留阴茎组织。

淋巴系统转移是阴茎鳞状细胞癌的主要播散途径，对于查体或影像学检查发现有淋巴结转移的病例，建议行区域淋巴结清扫。任何原发性阴茎癌的淋巴扩散可以是单侧或双侧的。最先扩散至腹股沟浅表和深部淋巴结群，以中上和中间部位最常受累；其次扩散至同侧骨盆淋巴结。目前尚无交叉转移扩散的报道，若无同侧腹股沟淋巴结受侵犯，骨盆淋巴结则不受影响。腹主动脉旁和腔静脉旁淋巴结受侵犯则提示肿瘤全身转移。

约80%的阴茎癌可治愈。部分阴茎切除术对患者自尊和性功能有负面影响。随着治疗方法的进步，保留器官方案因在改善生活质量和性功能方面的优势而被认可。如果条件允许，均应推荐保留器官方案。

（郝志轩）

035　睾丸精原细胞瘤1例

病历摘要

患者，男性，26岁，主因"无痛性左侧睾丸肿大2月余"入院。

[现病史] 患者于2个月前（2018年5月）发现左侧睾丸体积增大，不伴疼痛，后左侧阴囊呈进行性增大。无尿频、尿急、发热，给予局部消毒、清洁及抗感染治疗无好转。遂就诊于我院，行阴囊彩超检查示左侧睾丸体积增大，睾丸内低回声灶，考虑睾丸肿瘤，故收住入院。

[个人及家族史] 既往体健，未到过疫区，无有害及放射物接触史，无饮酒史，无冶游史。未婚未育。父母亲健在，无家族遗传病史。

[专科检查] 心肺（-），双肾区叩痛（-），下腹部无膨隆，双侧腹股沟区未触及肿大的淋巴结。阴毛呈男性分布，阴茎大小如常，左侧睾丸体积增大，约9 cm×12 cm大小，左侧睾丸托举有沉重感，阴囊透光试验（-）。

[辅助检查] ①阴囊超声：左侧睾丸体积增大，大小9 cm×12 cm，内部回声不均匀，左侧阴囊内可见少量鞘膜积液；②盆腔MRI：盆腔及腹股沟区未见肿大的淋巴结，左侧睾丸体积增大，睾丸肿瘤不除外。

[入院诊断] 左侧睾丸肿瘤。

[治疗经过] 入院后完善相关检查，在全麻下行根治性左侧睾丸切除术。

[**出院诊断**] 睾丸精原细胞瘤（pT2N0M0）。

病例分析

睾丸恶性肿瘤是全球 14～44 岁男性最常见的恶性肿瘤之一，其发病率占男性肿瘤的 1%～2%。睾丸生殖细胞瘤约占睾丸恶性肿瘤的 95%，包括精原细胞瘤、胚胎瘤、畸胎瘤和绒毛膜细胞癌，其中约 55% 为睾丸精原细胞瘤。相比非精原细胞瘤，睾丸精原细胞瘤的发病时间更晚。虽然睾丸精原细胞瘤是一种罕见的疾病，但发病率却从 1992 年的 5.7/10 万增加到 2009 年的 6.8/10 万。睾丸精原细胞瘤患者病变局限、区域转移及远处转移的 5 年生存率分别为 99.2%、96.0%、73.1%，突出了病变晚期的可治愈性。

目前，睾丸精原细胞瘤的初步诊断主要依靠临床表现、阴囊超声和腹盆部 CT 等影像学检查及血清肿瘤标志物的检查，诊断的"金标准"仍是病理学结果。患者一旦确诊，需接受以手术为基础的综合治疗，术后治疗方案包括密切随访、放疗及化疗，这取决于患者的术后分期。

睾丸精原细胞瘤的高发年龄为 20～40 岁，常见表现是无痛性睾丸肿块，疾病进展到晚期时，可能表现为体重减轻、腹部或颈部出现肿块、腰背部疼痛及消化道出血等，发生脑转移时可能出现相应的神经症状。超声检查是睾丸肿块的首选检查方法，对于睾丸精原细胞瘤的检测，超声的敏感度为 95%。肿瘤通常表现为均匀低回声灶，随着质量的增加，由于出血和坏死可能变得不均匀。胸部 CT 作为最基础的影像学检查，对于发现肺部及纵隔淋巴结转移有着重要价值。腹部和盆腔 CT 能够检测到

＜2 cm 的淋巴结，是确认腹膜后淋巴结转移的最佳检查方法。MRI 在区分精原细胞瘤和非精原细胞瘤上有一定的诊断价值，精原细胞瘤在 T_2 加权成像呈低信号，但强化后肿瘤组织信号低于周围隔膜，而睾丸非精原细胞瘤在强化前后都呈现为混杂信号。

　　睾丸精原细胞瘤根据组织病理学特征可分为以下三类：①经典型精原细胞瘤（80%～90%）；②精母细胞型精原细胞瘤（10%～20%）；③间变型精原细胞瘤（5%～15%），瘤细胞较大，细胞异型性明显，核分裂象增多，间质淋巴细胞少。所有睾丸精原细胞瘤都应行经腹股沟睾丸高位切除术，这是取得组织病理学的关键，可明确患者病理分型。一旦确诊，睾丸精原细胞瘤患者需经腹股沟切口行根治性睾丸切除术，同时行精索高位结扎。根治性睾丸切除术可提供所需的组织学诊断信息，是目前睾丸精原细胞瘤患者的初步治疗方法。术后治疗方案的选择，包括密切随访、化疗或放射治疗，这取决于患者术后分期。

🩺 病例点评

　　Ⅰ期睾丸精原细胞瘤术后的患者预后很好，对于能够坚持定期复查的患者，可将密切随访作为首选方案。然而，NCCN 指南推荐该分期的患者术后行单药卡铂化疗或放疗，晚期复发的患者大约占所有患者的3%。相比于化疗，复发患者首选治疗方案为外科手术治疗，尤其是在此前已经接受过化疗的患者。睾丸精原细胞瘤的发病率相对较低，且具有很高的治愈率。目前，睾丸精原细胞瘤从诊断到治疗已经有了基本标准。如今医学已经迈向了精准医疗时代，

笔记

如何通过选择特异性高、敏感性高的方法达到早期诊断、早期治疗，如何针对不同患者制定个体化治疗方案，以及如何在疾病治愈率和治疗所带来的不良反应中寻找一个平衡点将是未来研究的重点。

参考文献

1. 陈坤，钱晶，张卓. 睾丸精原细胞瘤的诊治进展. 山东医药，2019，59（15）：111 - 114.

2. 杨华，王东文，高扬杰，等. 睾丸精原细胞瘤 35 例临床分析. 中国药物与临床，2019，19（16）：2790 - 2792.

（李承勇）

笔记

036 结节性硬化 1 例

病历摘要

患者，男性，43 岁，离异。主因"腹胀 10 年余，进行性加重，伴腹痛、发热、寒战、乏力 7 日"常诊入院。

[现病史] 患者于 2006 年 8 月劳累后出现右上腹剧烈胀痛，伴高热（体温最高达 40 ℃）、寒战，伴血便，每日排鲜红色血便 3 ~ 4 次，每次量为 300 ~ 400 mL，每日出血量约 100 mL，持续数日，未予重视，后便血停止，余症状未缓解。于外院行腹部超声检查示肝脏增大伴占位、双肾区巨大占位可能、脾脏增大、脾内低回声结节（性质待定），给予输液治疗（具体不详），15 天后上述症状稍有缓解，遂停药，未予进一步诊治。2016 年 9 月 1 日患者出现全腹憋胀，伴右上腹疼痛，伴发热、寒战，体温最高达 40 ℃，口服退烧药（具体不详）可降至正常，但仍反复发热，伴乏力、食欲减退，自发病以来，患者精神、睡眠尚可，大、小便正常，体重有明显减轻。

[既往史] 癫痫病史，未规律药物治疗，17 ~ 18 岁后停止；有肝炎病史 20 年余，否认结核病史。

[体格检查] 体温 36.5 ℃，脉搏 78 次/分，呼吸 19 次/分，血压 107/60 mmHg；神清语利，对答切题，查体合作，自由体位，面部、嘴角、额头部可见多发结节状肿块，全身皮肤黏膜未见黄染及出血点，颜色苍白，双肺呼吸音清，未闻及干湿啰音，心律齐，心音有力，未闻及杂音，腹部膨隆，腹壁紧张，右上腹有压

笔记

痛，双侧腹部可触及巨大肿块，边界不清，移动性浊音阳性，双下肢无水肿。

[**辅助检查**] ①腹部超声（2006 年 9 月 30 日）示肝脏增大伴占位，双肾区巨大占位可能，脾脏增大，脾内低回声结节（性质待定）。②腹部 CT（2016 年 9 月）示肝脏、脾脏体积增大，腹腔及腹膜后均可见不规则团块状混杂密度影，与周围组织分界欠清晰，胰腺及双肾结构显示不清（图 36 – 1）。③腹部 MRI（2016 年 9 月）示肝大，肝脏内多发实性占位，脾大，脾门处高回声占位，腹腔内巨大不均质高回声肿块（图 36 – 2）；双肾形态及信号异常，双肾结构显示不清，肝脏多发异常信号，脾大合并异常信号，腹水。④血细胞分析：白细胞 $5.7 \times 10^9/L$，红细胞 $1.89 \times 10^{12}/L$，血红蛋白 52 g/L。⑤肾功能：尿素氮 6.7 mmol/L，血肌酐 104 μmol/L。⑥血培养：阳性（无乳链球菌）。⑦多肿瘤标志物、术前免疫：未见明显异常。

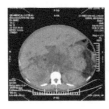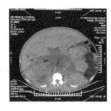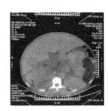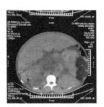

图 36 –1   腹部 CT 影像学改变

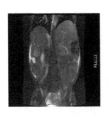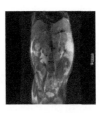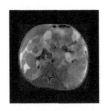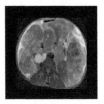

图 36 –2   腹部 MRI

[**入院诊断**] 腹腔巨大肿块性质待查，原发性肝癌？肾癌？肝

硬化？门脉高压症，脾功能亢进，腹水形成，重度贫血。

[治疗经过] 入院后予以积极对症治疗，抗感染、纠正贫血，同时积极进行多学科会诊，明确诊断后予以口服依维莫司治疗。

[出院诊断] 结节性硬化，双肾巨大血管平滑肌脂肪瘤，门脉高压症，脾功能亢进，重度贫血。

病例分析

结节性硬化症（tuberous sclerosis complex，TSC）是一种以全身多器官血管平滑肌脂肪瘤（angiomyolipomas，AML）病变为特征的常染色体显性遗传性疾病。TSC 几乎可以累及人体所有的器官和系统，最常见的是皮肤、脑、肾脏、肺和心脏的良性肿瘤，由于正常实质被多种类型细胞结构所替代，导致相应器官或系统出现功能障碍。TSC 新生儿发病率为 1/10 000～1/6000。

1908 年 Berg 首次报道了 TSC 具有遗传特性，1935 年 Gutherh 和 Penrose 提出 TSC 是常染色体显性遗传性疾病。1987 年 Fryer 确定了 TSC 的第 1 个致病基因 TSC1，定位于染色体 9q34.3，含有 23 个外显子，总长度为 50 kb，由 1164 个氨基酸组成的 AML 蛋白。随后一些家系分析结果表明，部分 TSC 患者与染色体 9q34.3 区域并不相连，提示 TSC 致病基因位点存在差异性。1992 年 Kandt 等最终确定了 TSC 的第 2 个致病基因 TSC2，定位于 16p13.3，含有 41 个外显子，总长度为 45 kb，由 1784 个氨基酸组成的马铃薯球蛋白。

TSC1 或 TSC2 基因突变后激活下游哺乳动物西罗莫司靶蛋白

笔记

（mammalian target of rapamycin，mTOR）信号通路，正常细胞中
mTOR 通路可调节基因转录、蛋白质翻译、核糖体合成等生物过
程，细胞生长、增生、分化、凋亡、自噬等生命活动。在多数肿瘤
中，都存在 mTOR 通路的活化，mTOR 的活化会导致细胞生长和增
生失控，从而导致肿瘤的发生。

　　TSC 的诊断：①基因诊断，检测到 *TSC1* 或 *TSC2* 基因致病性
突变可以确诊。②临床诊断，TSC 的临床特征分为主要特征和次
要特征。患者具有 2 个主要特征或 1 个主要特征加 2 个以上次要
特征可确诊，仅有肾血管平滑肌脂肪瘤（renal angiomyolipomas，
RAML）和淋巴管肌瘤病（lymphangiomyomatosis，LAM）两个主要
特征（图 36 - 3），无其他特征不能确诊为 TSC；患者具有 1 个主要
特征或 2 个次要特征为可疑诊断。主要特征包括：①色素脱失斑
（≥3 处，最小直径 5 mm）；②血管纤维瘤（≥3 个）或头部纤维斑
块；③指（趾）甲纤维瘤（≥2 个）；④鲨革斑；⑤多发性视网膜

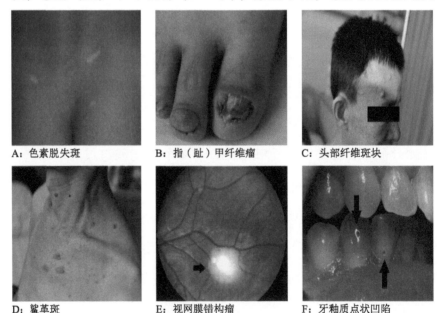

A：色素脱失斑　　　　　　B：指（趾）甲纤维瘤　　　　　　C：头部纤维斑块

D：鲨革斑　　　　　　E：视网膜错构瘤　　　　　　F：牙釉质点状凹陷

图 36 - 3　TSC 的主要特征

AML；⑥皮质发育不良（包括皮质结节和脑白质放射状移行线）；⑦室管膜下结节；⑧室管膜下巨细胞星形细胞瘤；⑨心脏横纹肌瘤；⑩LAM；⑪ RAML（≥2 个）。次要特征包括：①"斑斓"皮损；②牙釉质点状凹陷（>3 处）；③口腔纤维瘤（≥2 个）；④视网膜色素斑；⑤非 RAML；⑥多发性肾囊肿。

TSC-RAML 的主要特点是双侧病变、多发、肾脏结构改变，极易导致出血和肾功能损害。

RAML 的诊断主要依靠影像学检查。超声及 CT 检查表现为大小不等、多房状、有分隔、边缘清晰的低密度脂肪成分，有条索状组织存在。CT 值一般为负值，CT 值 < − 10 HU 可认为有脂肪组织存在，若出血或脂肪成分较少，其密度增加，CT 值为 20 ~ 60 HU，增强扫描可不均匀强化，但乏脂肪 RAML 具有强化均匀和持续的特点。MRI 检查 RAML 中的脂肪成分 T_1 加权像显示高信号，T_2 加权像显示低信号，压脂序列有助于与腹膜后脂肪鉴别。平扫 MRI 为诊断及随访 TSC-RAML 的首选影像学检查。

TSC 相关 RAML 的治疗：总体原则是最大限度地保留肾脏功能，延长患者生存时间。主要治疗方法包括观察等待、药物治疗、动脉栓塞和手术。对于部分低分级患者，观察等待可以是一种合适的处理方式，尤其是肿瘤直径 <3 cm、无明显不适症状的未成年患者。散发 RAML 干预标准为肿瘤直径≥4 cm、有症状、疑似恶性肿瘤及育龄妇女中的 RAML。2012 年国际 TSC 委员会推荐 mTOR 抑制剂作为治疗 TSC-RAML 的一线治疗方案。目前，依维莫司是国内外唯一获得批准用于治疗 TSC-RAML 的 mTOR 抑制剂。依维莫司治疗 TSC-RAML 期间应主动监测患者的肿瘤生长状况、血压和肾功能，

最初每 6 ~ 8 周监测 1 次,直到患者无明显不良反应,然后每 3 ~ 4 个月监测 1 次。有择期手术时,术前 1 周应停止治疗,术后 1 周继续治疗。推荐选择性动脉栓塞为 TSC-RAML 破裂出血的首选治疗方案。对于 mTOR 抑制剂治疗无效或进展的 TSC-RAML、具有恶性潜能的上皮样 AML 及部分单个巨大的 TSC-RAML 患者,手术治疗是一种有效的选择。

病例点评

TSC-RAML 均为双肾多发性病变,属罕见的常染色体显性遗传性疾病。本例患者存在典型的病史、皮肤病理改变及癫痫病史,因该病较罕见故入院时未能即刻诊断,通过完善影像学检查及多学科会诊后才予以确诊。该病例入院时主诉为腹胀、腹痛、高热等症状,结合入院时影像学改变示双侧肾脏病变直径均 > 15 cm,超声检查提示为不均匀中强回声,CT 检查提示 RAML 为混杂密度占位,可见脂肪密度影,肾脏正常结构消失,腹部膨隆明显,考虑为 AML 内出血伴感染所致,入院后予以积极抗感染、输血等对症治疗后症状明显好转。

RAML 的诊断最准确的方法为基因诊断,如无条件行基因诊断也可行临床诊断,TSC 的临床特征分为主要特征和次要特征。患者具有 2 个主要特征或 1 个主要特征加 2 个以上次要特征可确诊为 TSC。TSC 累及肾脏可表现为 RAML、多发肾囊肿及肾癌。RAML 可见于 70% ~ 80% 的成年 TSC 患者,常为双侧、多发病变,肿瘤大小及数量随年龄增长而逐渐增加,从而出现腹部巨大肿块、阵发性或持续性腹痛,甚至发生急性腹膜后大出血,严重者可造成低血容量休克甚至死亡，少数患者可出现肾功能不全、尿毒症等终末期肾病，是 TSC 成年患者最常见的致死原因。

TSC-RAML 治疗的总体原则是最大限度地保留肾脏功能，延长患者生存时间。主要治疗方法包括药物治疗、动脉栓塞和手术。该病例行对症治疗后全身状况明显改善；如发生急性大出血，选择性动脉栓塞为首选治疗方案。对于肿瘤体积较大者可先行 mTOR 抑制剂依维莫司进行治疗，待瘤体缩小以后行手术治疗。

参考文献

1. 中国抗癌协会泌尿男性生殖系肿瘤专业委员会结节性硬化协作组. 结节性硬化症相关肾血管平滑肌脂肪瘤诊疗与管理专家共识. 中国癌症杂志，2020，30（1）：70 - 78.

2. 中华医学会泌尿外科学分会. 结节性硬化症相关肾血管平滑肌脂肪瘤诊治专家共识. 中华泌尿外科杂志，2017，38（5）：321 - 325.

（李承勇）

笔记

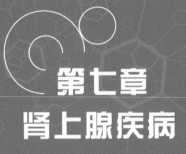

第七章
肾上腺疾病

037 醛固酮瘤 1 例

病历摘要

患者，男性，57 岁。主因"血压升高 6 年，检查发现双侧肾上腺肿块 2 个月"入院。

[**现病史**] 2018 年 1 月出现头晕、恶心、呕吐、头痛，伴有胸憋、双下肢无力。就诊于当地人民医院，行 CT 检查提示双侧肾上腺腺瘤。化验钾离子偏低（具体不详）。给予控制血压（硝苯地平缓释片、依那普利片、螺内酯）、补钾治疗，效果可。

[**既往史**] 否认心脏病及糖尿病病史。

[**体格检查**] 体温 36.2 ℃，脉搏 86 次/分，血压 136/96 mmHg，身高 180 cm，体重 62 kg。

[**辅助检查**] ①血常规：红细胞 4.38×10^{12}/L，血红蛋白 140 g/L，红细胞压积 0.404 L/L。②皮质醇 41.34 nmol/L（凌晨）、264.2 nmol/L（清晨）、192.4 nmol/L（下午）。③肾上腺 4 项：立位 PRA 1.54 ng/（mL·h），A I 2.47 ng/mL，A II 59.74 pg/mL，ALD 283.59 pg/mL；卧位 PRA 0.12 ng/（mL·h），A I 0.43 ng/mL，A II 62.53 pg/mL，ALD 230.85 pg/mL。④多肿瘤标志物无异常。⑤CT 示双侧肾上腺类圆形低密度病灶，左侧 1.8 cm×1.2 cm，右侧 1.5 cm×0.7 cm。

[**治疗经过**] ①入院后口服药物：螺内酯 40 mg、3 次/日，氯化钾缓释片 0.5 g、3 次/日，氨氯地平片 5 mg、1 次/日。②手术过程：麻醉后患者取右侧卧位，常规消毒铺单。取左侧腋后线肋下 12 cm 处做长约 3 cm 切口，以血管钳钝性穿入腹膜后间隙，手指扩张腹膜后空间，之后以自制气囊进一步扩张空间。手指引导下分别在腋中线髂棘上 1.5 cm、腋前线肋缘下 1 cm 取切口，以 10 mm Trocar 穿入。肋脊角处切口置入 12 mm Trocar。接腹腔镜和气腹肌，清理腹膜外脂肪，打开肾周筋膜，分别游离左肾腹侧、背侧，见左肾上腺区约 1.5 cm×1.0 cm 大小黄褐色肿块，包膜完整。游离该肿块，距离肿块边缘约 0.3 cm 处以 Hem-o-lok 钳夹肾上腺，切除肿块。检查创面无活动性出血，左腹膜后置入引流管，清点器械、纱布无误后关闭切口。术中出血约 15 mL，患者安返病房。

病例分析

原发性醛固酮增多症（primary hyperaldosteronism，PHA）系肾上腺分泌过量的醛固酮激素，引起以高血压、低血钾、低血浆肾素活性和碱中毒为主要表现的临床综合征，又称 Conn 综合征。PHA

是继发性高血压的常见病因，顽固性高血压者 PHA 的发病率可达 17%～20%。

临床上常用的实验室诊断方法为醛固酮–肾素比（aldosterone to renin ratio，ARR）。ARR 值高于 40 ng/dL：PRA ng/（mL·h）时可将未经治疗的醛固酮瘤（aldosterone-producing adenoma，APA）患者成功鉴别出来。但此种方法可受多种因素影响，从而导致假阴性或假阳性。而低血钾并非 PHA 必有的表现，在醛固酮瘤患者中低血钾发生率约为 50%，而特发性醛固酮增多症患者中仅有 17% 存在低血钾。

病例点评

定位诊断方面薄层 CT 为首选。CT 诊断醛固酮瘤的敏感性为 93.1%。与血清学指标比较，CT 诊断醛固酮增多症特异性较差。目前公认 CT 对于直径小于 1.5 cm 的肾上腺肿瘤缺乏足够的敏感性及特异性。对于相对难以定位诊断的病例，可采用选择性肾上腺静脉插管测定血浆醛固酮浓度。此检查也存在一定的弊端，如右肾上腺静脉插管困难、肾上腺出血、急性肾上腺功能低下等。

对于醛固酮瘤患者可行腹腔镜肾上腺腺瘤切除术或行患侧肾上腺切除术。对于双侧肾上腺增生且血压控制不理想患者可考虑行单侧肾上腺切除术，必要时可二次行对侧肾上腺次全切除术。

（王振兴）

038　嗜铬细胞瘤 1 例

病历摘要

患者，女性，50 岁。检查发现左肾上腺占位 3 天，无腰痛，无血压升高，无头痛、头晕，无心悸、大汗，无恶心、呕吐。

[既往史] 否认高血压、心脏病及糖尿病病史。20 年前曾患肺结核，已治愈。

[辅助检查] ①血常规：红细胞 4.46×10^{12}/L，血红蛋白 126 g/L，红细胞压积 0.377 L/L。②皮质醇 168.71 nmol/L，306.84 nmol/L，191.71 nmol/L。③肾上腺 4 项：立位 PRA 9.8 ng/（mL·h），AⅠ 12 ng/mL，AⅡ 116.27 pg/mL，ALD 154.2 pg/mL；卧位 PRA 2.17 ng/（mL·h），AⅠ 2.39 ng/mL，AⅡ 82.61 pg/mL，ALD 137.22 pg/mL。④多肿瘤标志物无异常。⑤彩超：左侧肾上腺区可见一不均质等回声，约 5.8 cm×6.3 cm 大小，周界尚清，形态尚规则，其内可见多发囊性区，较大的范围约 1.1 cm×1.0 cm，内部及周边可见条状血流信号。⑥CT：左侧肾上腺区可见一团块状软组织密度影，约 7.56 cm×5.62 cm×6.00 cm 大小，密度不均匀，其内可见低密度坏死灶，CT 值为 13～42 HU，增强扫描，病灶不均匀强化，动脉期 CT 值为 22～139 HU，门脉期 22～139 HU，延迟期 22～93 HU，左肾受压、移位。

[治疗经过] ①术前准备酚苄明 10 mg，2 次/日，口服，2 周。②麻醉后患者取右侧卧位，常规消毒铺单。取左侧腋后线肋下 12 cm 处做长约 3 cm 切口，以血管钳钝性穿入腹膜后间隙，手指扩张腹膜后空间，之后以自制气囊进一步扩张空间。手指引导下分别在腋中线髂棘上 1.5 cm、腋前线肋缘下 1 cm 取切口，以 10 mm Trocar 穿

入。肋脊角处切口置入 12 mm Trocar。接腹腔镜和气腹肌清理腹膜外脂肪，打开肾周筋膜，分别游离左肾腹侧、背侧，见左肾上腺区大小约 8 cm 实性肿块，包膜完整。该肿块与左肾上极及腹膜粘连明显，周围血管密集，出血较多。以 Hem-o-lok 结扎上述血管，并离断。游离过程中血压最高升至 160/92 mmHg，切除肿块后患者血压波动于 110 ~ 130/78 ~ 95 mmHg。检查创面无活动性出血，左腹膜后放置引流管，清点器械、纱布无误后关闭切口。术中出血约1000 mL，输浓缩红细胞 4 U，术后患者转入 ICU。

病例分析

　　嗜铬细胞瘤为来源于肾上腺髓质的、产生儿茶酚胺的肿瘤，即肾上腺内副神经节瘤；而将交感神经和副交感神经节来源者定义为肾上腺外副神经节瘤。嗜铬细胞瘤患者在高血压人群中占比 0.1% ~ 0.6%。嗜铬细胞瘤也称 10% 肿瘤，即 10% 位于肾上腺外，10% 为双侧，10% 为多发，10% 为恶性，10% 为家族性。该肿瘤可发生于任何年龄，典型临床表现为头痛、心悸、多汗、高血压等。

　　临床上嗜铬细胞瘤的定性诊断主要依靠临床表现及实验室检查，包括血、尿儿茶酚胺，血、尿甲氧基肾上腺素—甲氧基去甲肾上腺素（MNs），尿香草扁桃酸（VMA）等。影像学检查主要为 CT和 MRI。CT 表现为类圆形肿块影，直径常为 3 ~ 5 cm，大者直径可超过 10 cm。体积小时肿瘤密度较均匀，密度类似于肾脏；当体积较大时因肿瘤出血、坏死而存在低密度表现，少数患者病变呈囊性变表现。由于嗜铬细胞瘤细胞团之间有丰富血窦，增强扫描嗜铬细胞瘤动脉期即出现中度及以上强化，且为持续延迟状态强化。MRI表现为 T_1WI 信号强度与肌肉类似，T_2WI 呈明显高信号。

　　影像学方面嗜铬细胞瘤需与神经鞘瘤、节细胞神经瘤、肾上腺转移癌等疾病鉴别。①神经鞘瘤来源于组织的施万细胞，多无临床症状，为体检时发现。其由 Antoni A 区和 B 区组成，A 区细胞致密，CT 上密度较高，MRI 上 T_2WI 呈稍高信号；B 区细胞稀疏，富含黏液基质，CT 呈水样低密度，MRI 呈长 T_1、长 T_2 信号。CT 增强扫描呈中等强化。②节细胞神经瘤起源于交感神经节，为良性肿瘤。肿瘤质地较软，往往沿周围组织器官间呈嵌入式生长，可包绕大血管，但无明显压迫。CT 平扫时 CT 值多低于 40 HU，约 20% 可见钙化，一般不出现坏死及囊变。增强扫描时早期无明显强化或轻度强化，延迟扫描时密度渐进性增加，但强化程度往往不及嗜铬细胞瘤。③肾上腺转移癌患者有原发性恶性肿瘤病史，多见于肺癌、乳腺癌、肾癌等，多无肾上腺皮质功能紊乱表现，影像学表现不特异，可为双侧肾上腺区肿块。

🔲 病例点评

本例患者无嗜铬细胞瘤常见临床表现，为肾上腺偶发瘤，术后病理提示为嗜铬细胞瘤，故此病例亦称为无症状嗜铬细胞瘤或功能静止型嗜铬细胞瘤。此类患者无明显临床症状，甚至生化检查也处于正常范围内。但是当面临应激或术中挤压肿瘤时，此类嗜铬细胞瘤仍然会分泌大量的儿茶酚胺，从而导致血压剧烈波动或心律失常。术前可依靠间碘苄胍实现进一步诊断，该检查的敏感性约为80%，特异性为 95%~100%。此外，术前药物准备非常重要，首选 α - 受体阻滞剂酚苄明，可联合使用钙离子通道阻滞剂和 β - 受体阻滞剂。药物准备时间多为 7~10 天，根据具体情况可适当延长准备时间以保证术中血压平稳。

（王振兴）

039 多发性内分泌肿瘤综合征 1 例

病历摘要

患者，女性，48 岁，已婚。主因"发现血压增高 1 年余"，于 2016 年 2 月 25 日常诊入院。

[现病史] 患者 2015 年体检发现血压增高，伴肥胖，以颜面、颈、背部、腹部肥胖为主，同时颜面部潮红，较前增宽变圆，背部宽厚，皮肤菲薄，碰触后易出现淤斑，行腹部 CT 检查提示右侧肾上腺占位性病变，予以口服替米沙坦、硝苯地平缓释片，血压控制较差，平素血压 160/100 mmHg，现就诊于我院。患者发病以来，精神、食欲可，睡眠好，大、小便正常。

[既往史] 糖尿病病史 1 年，皮下注射胰岛素诺和龙，血糖控制平稳。2015 年 3 月在我院诊断为脑垂体瘤，未治疗。2015 年 6 月因甲状旁腺腺瘤在我院行甲状旁腺切除术，术后恢复可。否认肝炎、结核等传染病史，否认心脏病病史，否认外伤、输血史，否认食物过敏史。

[体格检查] 体温 36.8 ℃，脉搏 90 次/分，呼吸 20 次/分，血压 177/113 mmHg，身高 165 cm，体重 70 kg，颜面潮红，满月脸，向心性肥胖，皮肤淤斑（腹部、双下肢及双前臂多见）。

[专科检查] 双侧腰部曲线对称，未见局限性隆起；双肾区未触及肿块，叩击痛（-）；沿双侧输尿管走行区无压痛，未触及肿块；膀胱区未见局限性隆起，压痛（-）。

[辅助检查] ①腹部 CT：右侧肾上腺区可见一约 4 cm×3 cm 大小类圆形肿瘤，形态规则，与周围组织界限清楚（图 39 - 1）。

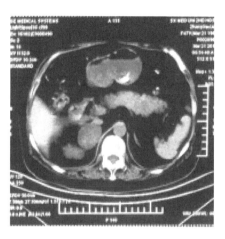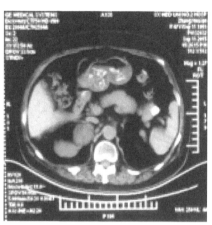

图 39 - 1　腹部 CT 示右侧肾上腺腺瘤

②头颅 MRI：垂体区占位，约 0.5 cm×0.3 cm 大小，考虑垂体瘤。

[入院诊断]　多发性内分泌肿瘤综合征，右肾上腺腺瘤，高血压病 3 级（高危），继发性糖尿病，脑垂体瘤，甲状旁腺切除术后。

[治疗经过]　入院后积极完善相关检查，予以降血压、降血糖、术前扩容等治疗后，行后腹腔镜右侧肾上腺腺瘤切除术。术后予以皮质醇激素补充治疗。

[出院诊断]　多发性内分泌肿瘤综合征，右肾上腺腺瘤，高血压病 3 级（高危），继发性糖尿病，脑垂体瘤，甲状旁腺切除术后。

🔬 病例分析

多发性内分泌腺瘤（multiple endocrine neoplasia，MEN）是指在同一患者身上同时或先后出现 2 个或 2 个以上的内分泌腺体肿瘤或增生，而产生的一种以受累腺体功能亢进为表现的临床综合征。MEN 为常染色体显性遗传性疾病，外显率高，根据临床表

现、病理特点和分子遗传学的不同，将 MEN 分为两型，即
MEN-1 和 MEN-2，其中 MEN-2 进一步可为分为 MEN-2A、MEN-
2B 和家族性甲状腺髓样癌（familial medullary thymid carcinoma，
FMTC）。

MEN-1 型 1954 年由 Wermer 初次报道，又名 Wermer 综合
征，主要累及甲状旁腺、肠 - 胰腺和垂体前叶。MEN-2A 型又
名 Sipple 综合征，主要表现为甲状腺髓样癌、嗜铬细胞瘤和甲
状旁腺瘤。MEN-2B 型除 MEN-2A 表现外，尚有黏膜神经瘤
（舌、唇、眼睑、胃肠道）、类 Marfan 综合征体态。

MEN-1 型的发病机制是 MEN-1 基因所在的 11 号染色体长臂丢
失（11q13）导致基因缺失或突变引起神经内分泌细胞过度增生从
而形成肿瘤，发病率在人群中占（2～20）/10 万，男女发病率相
同，其中甲状旁腺是 MEN-1 型中最常见的受累腺体，常导致原发
性甲旁亢，患病率可高达 95%。

MEN-2 是一种以 MTC 为主要发病特征，伴发肾上腺嗜铬细胞
瘤或甲状旁腺功能亢进的一类遗传性 MENS；*RET* 原癌基因的错
义突变是 MEN-2 发病的分子基础。MEN-2 由 *RET* 原癌基因突变
引起。配体结合或激活突变引起 RET 受体二聚体化，导致细胞内
酪氨酸残基磷酸化。基因突变的结果导致不依赖受体二聚体化的
酪氨酸激酶持续激活，并与特异性底物结合，使底物磷酸化。当
突变的受体与配体结合后，在细胞内选择性的下游信号传递中起
重要作用，可能导致嗜铬细胞增生失控和激素水平增高，促进肿
瘤形成。

MEN-2 型多于青少年发病，其中 MEN-2B 型起病更早。MEN-
2A 型是最常见的类型，表现为甲状腺髓样癌合并嗜铬细胞瘤和甲
状旁腺肿瘤。MEN-2B 型患者还包括特征性的表现，比如 Marfan 综

合征体形、多发的黏膜神经瘤，以及骨骼肌肉的改变。MEN-2B 型患者很少出现甲状旁腺病变，MEN-2 的病变主要累及甲状腺 C 细胞、肾上腺髓质、甲状旁腺及肠道自主神经丛 4 种组织，这些组织均有 RET 表达。

MEN 的鉴别诊断有以下 3 种。

（1）皮质醇增多症：因肾上腺皮质长期分泌过多的糖皮质激素，引起脂肪、糖、蛋白质和电解质等代谢异常而导致的综合征。表现为向心性肥胖、皮肤淤斑（多见于下肢、前臂、手背）、高血压、多毛、易于感染等症状。血浆皮质醇测定、24 小时游离皮质醇、24 小时尿 17-羟皮质类固醇对该病诊断很有意义。

（2）原发性醛固酮增多症：以动脉高血压、自发性低血钾、周期性肌无力、麻痹、高醛固酮血症、血浆肾素活性降低、高尿钾为主要表现。醛固酮抑制试验表现为原醛症患者醛固酮分泌呈自主性，不受抑制。肾素活性刺激试验表现为肾素活性受抑制。

（3）嗜铬细胞瘤：90% 为良性，表现为突发性高血压 200/140 mmHg，伴剧烈头痛、头晕、多汗、心悸、气短、紧张。发病时血浆中儿茶酚胺及其代谢产物明显增高，对该病诊断有肯定意义。

🩺 病例点评

从该患者的诊断过程中，得出以下几点体会。

（1）患者主因发现血压增高 1 年余，然后进行其他项目检查发现有甲状旁腺腺瘤、垂体瘤及肾上腺腺瘤，MEN-1 诊断不除外，无血尿、肾绞痛、溢乳闭经、肢端肥大、发作性胸闷心悸、出汗、苍白、血压升高等症状和体征，提示本病在临床上可表现为无症状，很容易漏诊，需要提高认识以便早期诊断和治疗。

（2）MEN 病因复杂，且多个腺体受累可同时或先后发生，有的患者往往在出现第 1 个腺体的病变若干年后，才发生其他腺体的病变，给诊断带来困难，临床上容易漏诊。对于发现有一种内分泌腺瘤的患者应考虑到 MEN 的可能，应详细询问病史，尤其要注意对常见累及的腺体进行相关内分泌腺激素及影像学检查，避免漏诊受累器官病变，以便能做较彻底治疗。

（3）MEN 的治疗主张早期手术切除，该患者因临床表现不典型，目前已行右侧肾上腺腺瘤切除术，但也应长期随访，一旦出现症状应及时手术，并对患者及其一级亲属进行基因测序。

参考文献

1. 谢燚，李汉忠，荣石，等. 2 型多发内分泌腺瘤病的诊断及外科治疗. 中华外科杂志，2004，42（18）：1096 – 1099.

2. 童安莉，曾正陪，杨堤，等. 双侧肾上腺嗜铬细胞瘤 25 例临床分析. 中华内科杂志，2005，44（10）：751 – 754.

（李承勇）

笔记

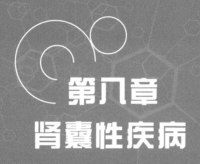

第八章
肾囊性疾病

040 单纯性肾囊肿 1 例

病历摘要

患者，男性，51 岁。2 个月前体检发现右肾囊肿，约 5 cm 大小，无明显腰困、血尿、发热等不适症状。

[既往史] 高血压病史 5 年，规律口服氨氯地平 5 mg/日治疗，血压控制平稳。

[个人及家族史] 已婚，生育 1 子，无家族遗传病史。

[专科检查] 生命体征平稳，双肾区叩痛(−)，双侧输尿管未触及压痛，膀胱区无明显膨隆，阴茎发育正常。

[辅助检查] ①泌尿系彩超示右肾中下极可探及一无回声反射，约 6.6 cm × 5.5 cm 大小，周界清，有包膜；CDFI 示其内未见明显

笔记

血流信号。②腹部 CT 平扫示右肾中下极类圆形低密度影，直径约 6.7 cm，密度均匀，边界清楚，其内未见分隔、钙化，CT 值 10 HU（图 40 - 1）。③IVP 示右侧肾盂肾盏受压向内上移位，未见膨大积水（图 40 - 2，图 40 - 3）。

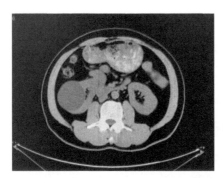
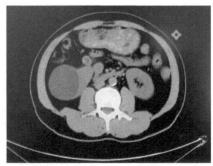

图 40 - 1　腹部 CT 检查示右肾囊肿

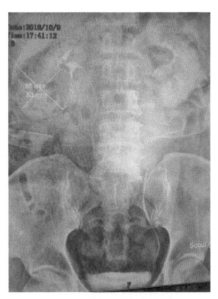
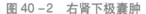
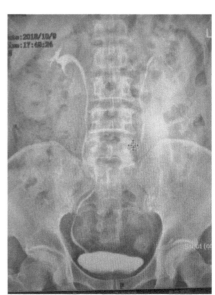

图 40 - 2　右肾下极囊肿　　　　图 40 - 3　右肾囊肿

［入院诊断］右肾囊肿 Bosniak Ⅰ级。

［治疗经过］全麻下行腹腔镜右肾囊肿去顶术：左侧卧位，安置穿刺套件，置入腹腔镜，术中可见右肾下极外侧囊性肿块，囊壁

笔记

菲薄，分离囊肿，约 7.5 cm×5.5 cm 大小，切开囊肿，囊液清亮淡黄，吸尽囊液，可见囊内光滑，未见出血、分隔及肿块，未见与肾盏及肾盂相通之管道，距肾实质边缘 1.0 cm 处切除多余囊壁，创缘止血，留置肾周引流管，缝合伤口，术毕。

[**出院诊断**] 右侧单纯性肾囊肿。

病例分析

单纯性肾囊肿在 50 岁以上年龄段人群中发生率较高，可达 50%，儿童少见，所以要鉴别是否为囊性 Wilms 瘤。通常无明显症状，多为体检发现，若出现囊内出血可有患侧肾区疼痛表现，偶有感染，血尿极少。肾囊肿极少情况会缩小或消失，但由于集合系统及肾周压力增高可能会导致囊肿破裂，多数会出现有血尿及患侧腰腹疼痛症状。

超声为首选检查，多显示为圆形、密度均匀、分界清晰的无回声占位。CT 可见囊壁菲薄不易观察，其内密度接近于水，CT 值不超过 20 HU，增强无强化。对于较小的囊肿，MRI 可提供较可靠的诊断依据，T_1 加权为低信号，T_2 加权则为高信号。囊肿出血，CT 下可见其边缘光滑，平扫中呈高密度，边界清晰，增强后无强化或轻微强化。血性囊肿在磁共振所有序列中均呈高信号。

肾囊肿进展慢、预后好，可随诊观察。手术指征：①＞5 cm；②存在压迫梗阻征象；③可疑恶变；④有疼痛症状或心理压力。腹腔镜肾囊肿去顶术近年来已成为治疗该病的"金标准"。

病例点评

单纯性肾囊肿并不难诊断，而对于复杂囊肿仍需仔细鉴别，为了更好地评估及指导后续治疗，Bosniak 将肾囊性占位分为 4 级：
Ⅰ级，单纯性肾囊肿；Ⅱ级，可有无强化的分隔或细小边缘钙化，
恶性度较低；还有囊壁或分隔轻度增厚的定为ⅡF 级，增强后仍无
强化，但有轻度恶性可能，需随访监测；Ⅲ级，恶性率约50%，可
有复杂的分隔、多房、厚壁及重度钙化，增强后可有强化，需手术
切除病理确诊；Ⅳ级，高度提示恶性，存在强化的实性成分或不规
则增厚的囊壁，需按照恶性肿瘤来治疗。

参考文献

1. 丹尼克. 泌尿系统影像学. 4 版. 王霄英，主译. 北京：人民卫生出版
   社，2011.
2. SCHOOTS I G, ZACCAI K, HUNINK M G, et al. Bosiniak classification for complex
   renal cysts reevaluated：a systematic review. J Urol, 2017, 198（1）：12－21.
3. 李学松，王刚，张骞. 泌尿外科病例精粹. 北京：北京大学医学出版社，2017.
4. 那彦群，叶章群，孙颖浩，等. 中国泌尿外科疾病诊断治疗指南：2014 版. 北
   京：人民卫生出版社，2013.

（裴亮）

笔记

041 多囊肾 1 例

病历摘要

患者，男性，60 岁。于 2 年前因"间断乏力、食欲缺乏、少尿"就医，化验肾功能异常（肌酐 1030 μmol/L），且超声提示多囊肾、多囊肝，入住肾内科，规律行血液透析治疗。

[现病史] 近 2 个月间断有腰困症状，1 个月前出现寒战、高热，伴右侧腰腹部疼痛加重，抗感染治疗后症状缓解，相关检查提示多囊肾较前明显加重，故转我科诊治。

[既往史] 高血压 2 年，最高可达 180/100 mmHg，口服药物治疗，血压控制尚平稳。

[体格检查] 血压 127/86 mmHg，身高 175 cm，体重 70 kg。慢性病容，左前臂动静脉内瘘术后。

[辅助检查] ①泌尿系超声示双肾形态失常，体积增大，左肾约 27.8 cm×9.3 cm，右肾约 29.7 cm×9.6 cm，于肾内可探及数个大小不等的类圆形无回声，界清，有包膜，部分囊肿透声差，左侧较大的约 4.2 cm×3.6 cm，右侧较大的约 7.9 cm×4.7 cm。左肾下极可见一类圆形低回声，约 5.1 cm×3.7 cm 大小，有包膜；CDFI 示其内及周边未见明显血流信号，余可见少许肾实质回声。②腹部 CT 平扫：肝实质内多发类圆形低密度影，较大的约 6.2 cm，胆囊及胰腺未见明显异常，双侧肾脏形态失常，可见多发类圆形低密度影。③实验室检查：白蛋白 28.7 g/L，肌酐 585.0 μmol/L，血红蛋白 81 g/L，血白细胞 $10.12×10^9$/L，中性粒细胞百分比 87.5%。

[入院诊断] 多囊肾，囊内出血伴感染（图 41 - 1，图 41 - 2），多囊肝，慢性肾衰竭，高血压病，低蛋白血症，贫血。

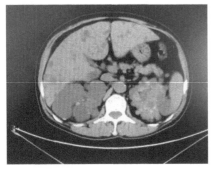
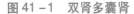

图 41-1 双肾多囊肾

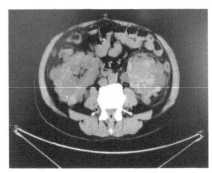

图 41-2 双肾多囊肾出血

[治疗经过] ①完善相关检查，纠正低蛋白血症，规律血液透析，评估手术适应证及手术风险；②全麻下行腹腔镜右侧多囊肾囊肿去顶减压术，术中探查可见多个囊肿内呈浓稠褐色陈旧性出血，切除囊壁，留置引流管；③术后抗感染、对症治疗。术后10日复查CT（图41-3）。

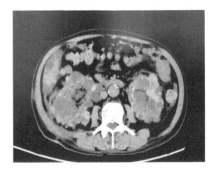

图 41-3 双侧多囊肾

[出院诊断] 多囊肾，囊内出血伴感染，多囊肝，慢性肾衰竭，高血压病，低蛋白血症，贫血。

病例分析

多囊肾可分为常染色体隐性遗传性多囊肾和显性遗传性多囊肾（autosomal dominant polycystic kidney disease，ADPKD），前者多见于婴幼儿，后者多见于成人。本例患者即为 ADPKD。该型多囊肾有以下特点：①双肾同时病变，肾脏体积增大，多发囊肿，多可合并感染、出血；②多有家族史；③多合并肝囊肿；④肾功能渐损，肾衰竭；⑤因肾素分泌增多，故多有高血压病史。临床以腰、腹部

笔记

疼痛为首发症状，也可出现血尿，查体可触及增大的肾脏。急性疼痛可由于囊肿出血或感染致肿胀引起，慢性疼痛由于囊肿增大，牵拉肾被膜所致。绞痛症状多为继发结石、出血或压迫引起尿路梗阻所致。超声及 CT 为常规检查方案，均提示肾脏体积明显增大，有无数个大小不等的肾囊肿。MRI 易于诊断，急性出血可表现为高信号，但随时间延长，可有不同表现，囊肿内感染则表现为介于单纯囊肿和急性出血之间的信号。70% 的多囊肾会有囊内出血，但肾周出血很少发生。

鉴别诊断：①多囊性发育不良肾：是由多发大小不等的囊肿及纤维组织组成，肾集合系统发育不良，无肾实质功能。②多房囊性肾肿瘤：边界清晰，其内多发大小不等的囊肿，但囊液多清亮，很少会有出血及坏死改变。

🏥 病例点评

该病例诊断明确，影像学呈典型表现，已发展至肾衰竭阶段，规律行血液透析。本次因右侧多囊肾感染伴囊内出血就医，故腹腔镜手术去顶减压可对缓解残存正常肾脏组织压力有一定作用，且利于囊内感染的控制。疼痛、出血、感染严重并难以控制的，尤其是体积巨大的多囊肾，可选择手术切除，并可同期行肾移植术。

参考文献

1. 丹尼克. 泌尿系统影像学. 4 版. 王霄英，主译. 北京：人民卫生出版社，2011.

2. 李学松，王刚，张骞. 泌尿外科病例精粹. 北京：北京大学医学出版社，2017.

3. 那彦群，叶章群，孙颖浩，等. 中国泌尿外科疾病诊断治疗指南：2014 版. 北京：人民卫生出版社，2013.

（裴亮）

042 肾盂旁囊肿1例

📋 病历摘要

患者，男性，45岁。主因"体检发现右肾囊肿1年，不伴明显腰困、血尿、发热等不适症状"。

[**既往史**] 高血压病史2年，规律口服尼群地平5 mg/日，血压控制平稳。

[**个人及家族史**] 已婚，生育1子，无家族遗传病史。

[**专科检查**] 生命体征平稳，双肾区叩痛（－），双侧输尿管未触及压痛，膀胱区无明显膨隆，阴茎发育正常。

[**辅助检查**] ①泌尿系彩超示右肾中极可探及一无回声反射，约6.6 cm×5.5 cm大小，周界清，有包膜；CDFI示其内未见明显血流信号。②腹部CT平扫示右肾中极肾门处可见一类圆形低密度影，直径约6.7 cm，密度均匀，边界清楚，其内未见分隔、钙化，CT值10 HU。

[**入院诊断**] 右肾盂旁囊肿。

[**治疗经过**] 全麻下行腹腔镜右肾盂旁囊肿去顶术：左侧卧位，安置穿刺套件，置入腹腔镜，术中可见右肾中极外侧囊性肿块，囊壁菲薄，分离囊肿，约7.5 cm×5.5 cm大小，切开囊肿，囊液清亮淡黄，吸尽囊液，可见囊内光滑，未见出血、分隔及肿块，未见与肾盏及肾盂相通之管道，距肾实质边缘1.0 cm处切除多余囊壁，创缘止血，留置肾周引流管，缝合伤口，术毕。

[**出院诊断**] 右肾盂旁囊肿。

笔记

病例分析

　　肾盂旁囊肿是靠近肾盂的肾实质单纯性囊肿，常向肾窦门内伸展，具体发生机制尚不清楚，有学者认为是由于先天性发育或慢性淋巴管炎症所致淋巴管梗阻扩张引起。肾盂旁囊肿多见于40岁以上，男女发病率无明显差异。此病进展较为缓慢，患者多无明显症状或伴有可忍受的患侧腰部胀痛不适。若囊肿较大压迫肾集合系统或肾蒂血管，则可引起一系列症状，如腰痛、肉眼血尿或镜下血尿、肾盂积水并发结石、肾血管性高血压等。

　　肾盂旁囊肿因位置靠近肾盂，较小时就易引起集合系统或肾蒂血管的压迫症状。B超为肾盂旁囊肿的首选检查方法，起到筛查性作用。囊肿较大时，与肾积水较难鉴别，临床往往以肾积水收入院，CT检查对肾盂旁囊肿的确诊率较高。泌尿系CT增强检查可见肾盂旁囊肿为低密度影，接近水的密度，CT值为0～20 HU，增强前后CT值变化不大。采用泌尿系统三维重建技术，可较准确地提供囊肿的位置及与肾蒂血管的关系。肾盂旁囊肿需要与肾积水鉴别诊断，由于囊肿靠近肾盂，一旦将肾积水误认为肾囊肿切开会造成尿瘘，因此，术前需注意增强CT检查的排泄期或IVP，注意集合系统受压变形情况及造影剂是否进入囊肿。

　　肾盂旁囊肿行手术治疗的目的是引流囊肿的内容物，防止囊液进一步压迫肾脏。肾盂旁囊肿手术的治疗方法多样，常见术式如B超或CT引导下经皮肾囊肿穿刺加硬化剂注入术、输尿管软镜下肾

盂旁囊肿切开内引流术、腹腔镜下或开放肾盂旁囊肿去顶术、机器
人辅助肾盂旁囊肿去顶术等。

病例点评

该患者无明显症状，体检发现肾盂旁囊肿，腹腔镜下肾囊肿去
顶术目前已成为治疗肾盂旁囊肿的临床首选治疗方式，可分为经腹
腔途径或经后腹腔途径。

经后腹腔途径有以下优势：①更容易游离暴露肾盂和肾蒂血
管，避免损伤肾盂和肾蒂血管。②对腹腔脏器干扰较小，发生尿漏
及腹腔感染的风险相对较低；而经腹腔途径受到肠道及肝、脾的干
扰，术中需要切开侧腹膜，向内推开肠管。

经后腹腔途径劣势在于：①术野空间狭小，而经腹腔途径操作
的空间大，解剖标志较为清楚；②较难同时处理双侧肾盂旁囊肿，
而经腹腔途径可一起完成。

对于普通肾囊肿，腹腔镜手术可直接暴露囊肿，随后进行分离
切除。对于位于腹侧的肾盂旁囊肿，后腹腔镜下分离顺序可优先分
离肾脂肪囊腹侧与肾周筋膜之间的间隙，直达腹侧肾门水平，然后
再分离肾背侧间隙。将肾下极，腹、背侧充分游离并向上抬起以更
好暴露囊肿。对于位置偏腹侧的肾盂旁囊肿，也可选择经腹腔途径
手术。经腹腔途径手术野空间相对较大，肾盂旁囊肿暴露更加充
分，降低了分离难度，术中应避免肠管及脾、肝对腹腔镜操作中的
干扰。对于靠近肾脏背侧的囊肿，则可直接沿腰大肌前方打开肾周
脂肪囊，暴露肾盂后找到肾盂旁囊肿，一般无须将肾下极的背侧和
腹侧完全游离。

参考文献

1. 刘苗，田晓军，马潞林，等. 后腹腔镜下肾囊肿去顶术治疗肾盂旁囊肿的临床分析. 北京大学学报（医学版），2018，50（5）：941 – 944.

2. 闫昆吾，刘文瞻，孟娜，等. 超声引导输尿管软镜钬激光切开内引流术治疗肾盂旁囊肿. 中国微创外科杂志，2019，19（5）：412 – 414.

（李承勇）

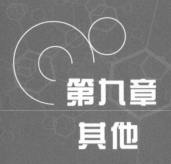

第九章
其他

043 精索静脉曲张1例

病历摘要

患者，男性，28岁。结婚1年，不育，站立较长时间后左侧阴囊坠胀不适。无尿频、尿急、尿痛、腰困、血尿等不适症状。

[个人及家族史] 体健，已婚未育，无家族遗传病史。

[专科检查] 阴囊左侧松弛，左侧睾丸位置明显偏低，左侧精索区域触及"蚯蚓状"质软团块。右侧精索区域未触及异常。双侧睾丸、附睾大小、形态正常，无触痛。

[辅助检查] ①阴囊彩超示左侧精索静脉最大内径3.1 mm，Valsalva试验可探及反流。右侧精索静脉最大内径1.5 mm，Valsalva试验未探及反流，双侧睾丸大小基本正常。②泌尿系彩超示双肾、

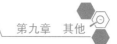

双侧输尿管及膀胱未见异常，腹膜后未见明显肿大淋巴结。③精液常规：精液量 4 mL，40 分钟液化，精子浓度 $13 \times 10^6/\text{mL}$，检查精子总数 334 个，A 级 12%，B 级 16%，精子活率 43%，形态正常，无畸形。

[入院诊断]　①左侧精索静脉曲张Ⅱ度；②不育。

[治疗经过]　全麻下行腹腔镜精索静脉高位结扎术治疗。

病例分析

本例患者诊断为左侧精索静脉曲张，据文献报道，90% 精索静脉曲张发生于左侧。左侧发病率高与下列原因有关：①人体平时多取直立姿势，使精索静脉内血流必须克服重力自下而上回流；②静脉壁及邻近的结缔组织薄弱或提睾肌发育不全，削弱了精索内静脉周围的依托作用；③左侧精索内静脉瓣膜缺损或关闭不全多于右侧；④左侧精索内静脉位于乙状结肠后面，易受到肠道压迫影响其通畅；⑤左精索静脉呈直角进入肾静脉，行程稍长，静水压力较高；⑥左肾静脉位于主动脉与肠系膜动脉之间，肾静脉受压可影响精索内静脉回流，形成所谓近端钳夹现象；⑦左髂总动脉可能使左髂总静脉受压，影响左输精管静脉回流，形成所谓远端钳夹现象。

精索静脉曲张常需与以下疾病鉴别。

（1）丝虫性精索淋巴管曲张：精索粗厚，迂曲，扩张，与精索静脉曲张相似，但有反复发作的丝虫性精索炎的病史，触诊精索下部有较细小的索团状肿块，立位明显，卧位减轻，透光检查不呈现静脉的紫蓝色。入睡后外周血中可查到微丝蚴。

（2）丝虫性精索炎：阴囊部坠胀不适，精索增厚，但反复发作性局部剧痛或钝痛，并向下腹部反射，精索增粗，压痛明显，精索下端可出现小硬结。

（3）输精管附睾结核：阴囊部位坠胀不适，但输精管增粗呈串珠状硬性改变，附睾尾部有不规则肿大、变硬及硬结，可与阴囊粘连形成窦道。

病例点评

精索静脉曲张，是指精索内静脉蔓状静脉丛的异常伸长、扩张和迂曲。精索静脉曲张的发病率占男性人群的 10% ~ 15%，多见于青壮年。目前已公认可触及的精索静脉曲张可影响生育。

本例患者精液常规多项指标不符合正常精液标准。精索静脉曲张引起不育的原因至今尚未完全阐明，可能与以下因素有关：①精索静脉内血液滞留，使睾丸局部温度升高，生精小管变性，影响精子的发生；②血液滞留影响睾丸血液循环，睾丸组织内二氧化碳蓄积影响精子的发生；③左侧精索静脉反流来的肾静脉血液，将肾上腺和肾脏分泌的代谢产物，如类固醇、儿茶酚胺、5 - 羟色胺可引起血管收缩，造成精子过早脱落；④左侧精索静脉曲张可影响右侧睾丸功能，因双侧睾丸间静脉血管有丰富的交通支，左侧精索静脉血液中的毒素可影响右侧睾丸的精子发生。

（郭超）

044. 睾丸鞘膜积液 1 例

病历摘要

患者，男性，27 岁。主因"左侧阴囊肿大半年，加重 1 个月"入院。

[现病史] 患者半年前无明显诱因发现左侧阴囊肿块，肿块缓慢增大，昼夜无明显变化，无疼痛，亦无明显尿频、尿急、尿痛、发热等不适。近 1 个月来肿块逐渐增大，伴下坠感，影响活动，来我院就诊，门诊以"左侧阴囊肿块"收住我科。患者入院以来精神食欲可，无明显消瘦，大、小便正常，夜间睡眠好。

[既往史] 1 岁时曾行"左腹股沟疝修补术"。

[个人及家族史] 无吸烟、嗜酒史，无其他特殊疾病病史。未婚未育，无家族遗传病史。

[专科检查] 左侧阴囊明显增大，呈梨形，表面光滑，约 5 cm× 6 cm 大小，睾丸附睾触摸不清，透光试验（＋），平卧位用手按压肿块大小无变化。右侧睾丸及附睾未见明显异常。

[辅助检查] 阴囊彩超检查示左侧睾丸鞘膜积液，约 4.7 cm× 5.5 cm 大小。血常规、凝血试验、肝肾功能、血电解质均正常，胸片及心电图正常。

[入院诊断] 左侧睾丸鞘膜积液，左腹股沟疝修补术后。

[治疗经过] 腰麻下行左侧睾丸鞘膜翻转术。

病例分析

睾丸鞘膜积液有原发性和继发性两种。原发性病因不明，病程缓慢，常为鞘膜慢性炎症反应，可能与创伤和炎症有关。继发者则有原发疾病，如急性睾丸炎、附睾炎、疝修补、阴囊手术后或继发高热、心力衰竭等全身症状时，表现为急性鞘膜积液。慢性鞘膜积液见于睾丸附睾炎症、结核、梅毒及肿瘤等。在热带地区和我国南方，通常有患者因丝虫病或血吸虫病引起鞘膜积液。婴儿型鞘膜积液与淋巴系统发育迟缓有关，当鞘膜的淋巴系统发育完善后，积液可自行吸收。

本病应与以下疾病相鉴别。

（1）腹股沟疝：阴囊内或腹股沟可触及肿块。除非发生绞窄，一般疝内容物可还纳，立位时出现，平卧位消失，外环口增大，咳嗽时有冲击感，叩诊鼓音，可听到肠鸣音，透光试验阴性。鞘膜积液立卧位时大小无改变，透光试验阳性。

（2）交通性鞘膜积液：当鞘状突未闭，腹腔和鞘膜腔相通，腹腔内液可流至鞘膜腔，鞘膜腔液也可以流回腹腔，因此鞘膜体积与体位有明显关系，患者表现为站立位时阴囊增大，平卧位时缩小。

（3）精索鞘膜积液：位于睾丸上方或腹股沟内，体积小，可为多囊性，张力大，沿精索生长，囊肿可随精索移动，其下方可触及睾丸和附睾。

（4）精液囊肿：常位于睾丸上方，附睾头部，多呈圆形，体积较小，一般在 2 cm 左右，可清楚摸到睾丸，诊断性穿刺可抽出乳白色液体，内含死精子。

（5）睾丸肿瘤：呈实性肿块，有沉重感，透光试验阴性，质地坚硬无弹性，一般呈持续性增长。B 超或 CT 检查有助于鉴别。

（6）睾丸梅毒：患者常有冶游史，睾丸肿大并有结节，质地硬而无感觉，触诊有捏面团的感觉，血康华反应阳性。

🔲 病例点评

本病诊断不困难，一侧阴囊内逐渐增大的无痛性肿块，触之光滑、囊性，透光试验阳性即可诊断。睾丸鞘膜积液的治疗分为非手术治疗和手术治疗。随访观察适用于病程缓慢、积液少、张力小、长期不增大，并且无明显症状者。婴幼儿鞘膜积液往往可自行吸收，也不需要治疗。鞘膜翻转术是临床最常用的手术方式，手术简单，效果好。

（郭超）

笔记

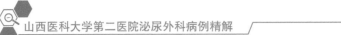

04.5 睾丸扭转 1 例

病历摘要

患者，男性，16 岁。于入院当日早晨 7 时，无明显诱因出现左侧阴囊内疼痛，伴呕吐 2 次，呕吐物为胃内容物，无尿频、尿痛、血尿、腰腹部困痛症状，不伴发热、乏力、头晕、头疼等症状，急诊入院。

[**既往史**] 既往体健，无性生活。

[**体格检查**] 生命体征平稳，双肾区叩痛（-），双侧输尿管未触及压痛，膀胱区无明显膨隆。阴茎发育正常，阴囊皮肤无明显红肿，左侧阴囊略大，触诊左侧睾丸呈横位，抬高左侧睾丸疼痛加剧，触压痛明显，左侧提睾肌反射消失，右侧睾丸未触及明显异常。

[**辅助检查**] 阴囊彩超提示左侧睾丸血流信号减少，左侧睾丸鞘膜积液。

[**入院诊断**] 急性左侧睾丸扭转。

[**治疗经过**] ①急诊完善血尿常规及凝血、肝肾离、术前免疫化验；②急诊行左侧睾丸扭转复位固定 + 右侧睾丸固定手术：打开左侧睾丸鞘膜腔，可见左侧睾丸呈暗蓝色改变，睾丸上方精索扭转，顺时针方向扭转约 360°，松解精索，使睾丸呈自然状态，温水湿敷睾丸 30 分钟，可见睾丸暗蓝色有所改善，将睾丸置入阴囊腔内，并固定于阴囊壁，然后探查右侧睾丸未见明显异常，固定于阴囊壁；③术后预防性使用抗菌药物 48 小时。

[**出院诊断**] 急性左侧睾丸扭转。

病例分析

睾丸扭转，亦称精索扭转，是指睾丸沿精索纵轴发生不同程度的扭转，使睾丸血供减少甚至消失，进而引起睾丸缺血、坏死及萎缩。好发于新生儿、儿童和青少年；小于 18 岁的男性，每 10 万人中每年至少有 3.8 人发生睾丸扭转，并且有 41.9% 的患者需进行睾丸切除手术。尽早诊断及复位对恢复睾丸血供、避免睾丸坏死至关重要。然而，睾丸复位后因扭转造成的缺血损伤呈加重趋势，并且会导致对侧睾丸的损伤。阴囊彩超是较可靠的诊断依据，血流动态显像可提示睾丸血流信号减少或消失。

鉴别诊断：①急性附睾炎：一般表现为阴囊红肿疼痛，查体可触及附睾明显肿大且触痛明显，实验室检查可有血白细胞升高，彩超提示附睾体积增大，血流信号丰富。②急性化脓性睾丸炎：阴囊红肿疼痛症状明显，常伴随寒战、高热、睾丸体积增大、血白细胞增高，超声检查睾丸可有液性暗区。

病例点评

睾丸扭转是泌尿外科急诊常见重要疾病，多发于青少年，发病时间多以夜间休息或剧烈活动后，呈持续性疼痛，可伴有恶心、呕吐及腹股沟区的放射痛。临床上易被误诊为急性睾丸附睾炎，延误病情，从而致睾丸坏死，故对于青少年、无性生活的患者，应高度重视。典型查体可触及睾丸上移横位，阴囊抬举试验阳性，且伴提睾肌反射消失。阴囊彩超是为较可靠的诊断依据，血流动态显像可提示睾丸血流信号减少或消失。

确诊或高度怀疑为睾丸扭转，应积极行急诊手术探查，如扭转时间短，可复位，睾丸仍可恢复活力；如扭转时间过长，则睾丸缺血坏死，需手术切除，并将对侧睾丸固定以预防扭转。

参考文献

1. 那彦群，叶章群，孙颖浩，等. 中国泌尿外科疾病诊断治疗指南：2014 版. 北京：人民卫生出版社，2013.
2. 李学松，王刚，张骞. 泌尿外科病例精粹. 北京：北京大学医学出版社，2017.

（裴亮）

笔记

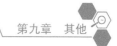

046 阴茎异常勃起 1 例

病历摘要

患者，男性，53 岁。主因"阴茎异常勃起 60 小时"入院。

[**现病史**] 患者于 60 小时前，晨起无诱因出现阴茎勃起，症状持续存在，不能疲软，无发热、头晕、恶心、腹痛、血尿及排尿困难等症状，未诊治。当日下午出现阴茎疼痛、皮肤水肿，自行冰敷效果差。2 日后收住入院。患者自发病以来精神、食欲差。

[**既往史**] 2013 年诊断抑郁症，目前口服米氮平，每日半片，效果较好。对磺胺类药物过敏。

[**个人及家族史**] 吸烟 40 年，5 支/日。30 岁结婚，育有 1 女。父母体健，无家族遗传病。

[**专科检查**] 心、肺(-)，腹软无压痛，肾区无叩痛。可见阴茎肿大，变硬，持续勃起状态，触痛明显，可见阴茎皮肤水肿。双侧阴囊发育正常，双侧睾丸及附睾未触及异常。

[**辅助检查**] ①胸部 X 线检查未见异常；②心电图结果正常；③泌尿系超声示双肾、输尿管、膀胱未见异常；④超声造影及阴茎海绵体血气分析均提示静脉性阴茎异常勃起。

[**入院诊断**] 阴茎异常勃起，抑郁症。

[**治疗经过**] 全麻下行阴茎头-阴茎海绵体分流术。

病例分析

阴茎异常勃起是指与性刺激无关的阴茎持续勃起超过 4 小时，

不能疲软。病变局限于阴茎海绵体，尿道海绵体不受累。根据发病机制一般分为低流量（缺血性）和高流量（非缺血性）两类阴茎异常勃起。

低流量阴茎异常勃起指阴茎海绵体内很少或无血流，海绵体内形成大量静脉血栓，临床表现为疼痛性坚硬勃起。海绵体血气分析显示缺氧、高碳酸血症及酸中毒。病因可分为：①血液疾病，尤其是慢性粒细胞性白血病，血栓高危因素也容易导致异常勃起发生；②全身麻醉或局部麻醉亦引起异常勃起，手术过程中阴茎操作可加重症状；③非血液性恶性肿瘤，如来源于阴茎、尿道、前列腺、膀胱、肾和乙状结肠肿瘤；④其他药物，早期发现的抗高血压药，肼屈嗪、胍乙啶，后来的 α 受体阻滞剂，还有精神类药物及抗抑郁药物，如镇静催眠药；⑤特发性，无任何诱因引起的阴茎异常勃起，约占一半。病理改变为长期的阴茎缺血、缺氧及高张状态，引起海绵体缺血、酸中毒、血栓、坏死性及纤维化性病理变化。

高流量阴茎异常勃起，又称动脉性阴茎异常勃起，特点为血流灌注异常增多，阴茎或会阴外伤为最常见原因。通常表现为阴茎海绵体并不完全勃起或疼痛不明显，血气分析未发现缺氧及酸中毒。由于阴茎海绵体内血氧饱和度接近动脉血，通常不发生损伤性病理变化。

阴茎异常勃起的治疗，首先要明确类型及病因，血气分析及超声可以鉴别诊断。缺血性的异常勃起的治疗：有原发病的，首先选择治疗原发病，如白血病、镰状红细胞贫血，同时进行阴茎海绵体局部对症处理；通常在给予镇静、镇痛等药物治疗的同时给予阴茎海绵体注射药物，如常用的拟交感神经药物有间羟胺（阿拉明）、去氧肾上腺素（新福林）等，该方法适用于阴茎异常勃起时间＜12

小时，能显著提高缺血性阴茎异常勃起的缓解率；当阴茎异常勃起＜24 小时，可选用阴茎海绵体减压治疗，用粗注射针头穿刺阴茎海绵体，放出积血，直至流出的血液颜色变红、阴茎变软，以使阴茎海绵体内血流恢复正常，注意挤压阴茎海绵体脚，该方法可以重复使用。阴茎海绵体内药物注射 1 小时勃起仍无缓解或持续异常勃起时间超过 24 小时，需进一步行分流术，常用分流术式有远端分流（Winter 法、Ebbehoj 法、Al-Ghorab 法、T-shunt 法）及近端分流（Quackles 法、Grayhack 法和 Barry 法）。建议首先选用远端分流术，近端分流术使用较少。近端分流术较远端分流术的技术要求高，并发症多，尤其是术后勃起功能障碍（erectile dysfunction，ED）的发生率更高。

非缺血性阴茎异常勃起的治疗：保守治疗包括阴茎局部冰敷及口服扩血管药物（降低海绵体灌注压），部分非缺血性阴茎异常勃起可自行缓解；对于经保守治疗无效且持续不能缓解的非缺血性阴茎异常勃起患者，推荐应用高选择性阴部动脉栓塞。

阴茎异常勃起处理后必须满足以下 4 条标准方可视为成功：①阴茎变软；②疼痛缓解；③血流恢复；④海绵体酸中毒纠正。缺血性异常勃起阴茎要满足 4 条，非缺血性阴茎异常勃起满足前 2 条。

病例点评

该患者为男性，阴茎异常勃起 60 小时；查体可见阴茎肿大，变硬，持续勃起状态，触痛明显，可见阴茎皮肤水肿。患者有抑郁症，平素口服镇静催眠药物米氮平，结合超声造影及阴茎海绵体血气分析结果，诊断为静脉性阴茎异常勃起。由于阴茎异常勃起时间较长，选择行阴茎头－阴茎海绵体分流术，手术效果较好。

阴茎异常勃起的总体治疗原则是尽量减少患者持续勃起时间，恢复阴茎海绵体血液循环，解除海绵体组织缺氧状况，减少其纤维化程度，不必一味追求阴茎完全疲软。处于略充盈或半勃状态的阴茎多于术后 3～5 天可萎软。该病治疗的目的应是最大限度保护患者术后阴茎勃起功能。缺血性阴茎异常勃起超过 24 小时发生 ED 的概率极大。故早期诊断及早期的阶梯治疗，对预防 ED 的发生有很重要的影响。

（顾勇）

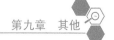
047 恶性潜能未定的前列腺间质肿瘤 1 例

病历摘要

患者，男性，49 岁。主因"排尿不畅 7 年余，伴乏力食欲不振 40 余天"入院。

[现病史] 患者于 7 年前无明显诱因出现尿频、尿线变细、尿无力、射程变近等症状，不伴有血尿、发热等不适，就诊于当地医院，诊断为前列腺增生，予以口服药物（具体不详），口服药物后自觉排尿困难症状较前略好转。40 天前出现乏力、食欲不振，尿频症状加重，每晚排尿 8~9 次，就诊于当地医院，诊断为慢性胃炎，口服药物，疗效欠佳；再次就诊于当地中医院，行超声提示双肾积水，查血肌酐 1320 μmol/L。为求彻底诊治，就诊于我院，收住我科。

[既往史] 既往体健。否认高血压、糖尿病、脑梗死等病史；否认外伤、手术史；否认过敏史。

[个人及家族史] 偶尔吸烟 30 余年，无其他不良嗜好。已婚，育有 2 女，配偶及子女体健。

[体格检查] 血压 184/98 mmHg，其余生命体征平稳，神清语利，精神萎靡，贫血貌。

[专科检查] 膀胱区隆起，叩诊呈浊音。外生殖器：阴毛呈男性分布，阴茎、阴囊、睾丸未见异常。直肠指诊：前列腺约 5.0 cm × 5.0 cm 大小，质韧，中央沟消失，无触压痛，未触及结节状肿块，

指套无血染，肛门括约肌张力正常。

　　[**辅助检查**] ①血常规：红细胞2.61×10^{12}/L，血红蛋白81.0 g/L，余（－）。②肾功能：BUN 36.75 mmol/L，Cr 1354.59 μmol/L，CO_2 CP 11.29 mmol/L。③血 PSA：TPSA 0.48 ng/mL，FPSA 0.11 ng/mL，TPSA/FPSA 22.92%。④腹部超声：双肾积水，肝胆脾胰未见异常。⑤泌尿系平扫 CT 示双肾积水，双侧输尿管全程扩张，膀胱壁增厚，前列腺突入膀胱（图47－1）。⑥前列腺 MRI 示前列腺体积增大，右叶内可见约3.5 cm×3.9 cm×4.0 cm 大小肿块，边界清楚（图47－2）。

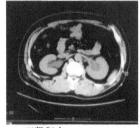 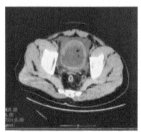 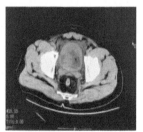

A：双肾积水　　　　　B：膀胱壁增厚　　　　　C：前列腺突入膀胱

图47－1　腹部 CT

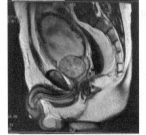 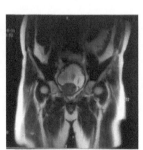 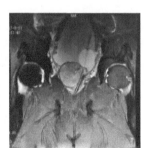

A：矢状位　　　　　　B：冠状位　　　　　　C：前列腺肿块凸入膀胱

图47－2　盆腔 MRI

　　[**入院诊断**] 前列腺肿瘤性质待查，双肾积水，肾衰竭，贫血。

　　[**治疗经过**] 入院后分析患者病情，患者因为膀胱出口梗阻，长期膀胱排空差，残余尿量增多，导致膀胱内压力持续增高，引起

膀胱功能失代偿，从而导致双肾积水、肾衰竭。入院后即刻予以留置尿管开放引流，引流尿液后患者肾功能恢复良好。各项检查提示患者患有前列腺肿瘤，性质待定，遂在超声引导下行经直肠前列腺穿刺活检。病检结果回报：恶性潜能未定的前列腺间质肿瘤。行经尿道前列腺电切术，腰麻后，患者取截石位，常规消毒、铺无菌单。经尿道置入26F电切镜，观察见前列腺右侧叶突入膀胱明显，膀胱内可见小梁、小室，未见肿瘤，双侧输尿管口清晰，可见正常喷尿。电切前列腺右叶突入膀胱部分以及前列腺左右叶，彻底止血。留置三腔尿管持续膀胱冲洗，术毕，安返病房。术中麻醉满意、出血不多。患者术后病情平稳，无手术并发症。留置尿管7天后拔除尿管，患者自诉排尿特别通畅，较术前明显改善。术后病检和术前穿刺活检结果一致，为恶性潜能未定的前列腺间质肿瘤。复查CT示双肾积水消失，前列腺右叶肿瘤消失（图47-3至图47-6），肾功能恢复正常。

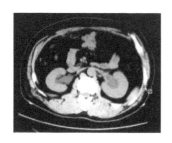

图47-3　术前双肾积水

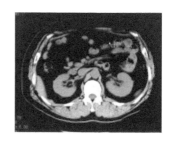

图47-4　术后肾积水消失

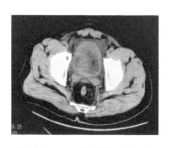

图47-5　术前膀胱占位

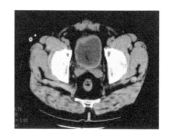

图47-6　术后膀胱占位消失

笔记

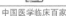
[**出院诊断**] 恶性潜能未定的前列腺间质肿瘤，双肾积水，肾衰竭，贫血。

病例分析

前列腺间质肿瘤分为两类：恶性潜能未定的前列腺间质肿瘤（stromal tumor of uncertain malignant potential，STUMP）和前列腺间质肉瘤（prostate stromal sarcoma，PSS）。STUMP 发病率很低，临床主要表现为下尿路症状，如急性尿潴留、血尿、尿频、尿痛、排便习惯改变等。

恶性潜能未定的前列腺间质肿瘤鉴别诊断有以下 2 种。

（1）良性前列腺增生：患者多为老年男性，多以尿频起病，之后出现排尿困难甚至尿潴留等症状，直肠指诊前列腺体积增大，质地较韧，无结节。血 PSA 在正常范围。本例患者发病时年龄约 42 岁，较普通前列腺增生患者为早，不考虑该疾病。

（2）前列腺癌：多为老年男性，早期患者可无明显症状，前列腺增大明显时可出现进行性排尿困难，压迫直肠有大便异常等，远处转移者有骨痛、咳嗽、易骨折等，直肠指诊前列腺有硬结，血 PSA 升高，前列腺穿刺活检可以明确诊断。本例患者前列腺 MRI 提示前列腺右叶肿瘤，需要行前列腺穿刺活检排外该疾病。

病例点评

STUMP 为泌尿外科罕见病，直肠指检是发现病变的基本手段，一般血清 PSA 正常。依据病史、体格检查、尿常规、泌尿系超声、MRI 等辅助检查手段，都难以和前列腺癌或前列腺肉瘤加以区分。

故对于临床通过直肠指检和影像学手段发现前列腺肿瘤，如果血PSA在正常范围时应考虑前列腺间质肿瘤可能，最终需要行前列腺穿刺活检明确诊断。

由于STUMP为泌尿外科罕见病，所以尚无统一的标准治疗方案。包括期待检测、前列腺部分切除术、前列腺全切术、根治性前列腺切除术、放疗、化疗、内分泌治疗及综合治疗。目前认为影响治疗方案选择的因素包括患者年龄、直肠指诊或影像学检查得到的肿瘤形态和大小、肿瘤的扩散程度等。

综上所述，通过前列腺穿刺活检可以明确诊断STUMP，但其肿瘤学特性及治疗标准仍存在争议。未来研究的重点是结合临床实践制定出标准治疗方案，以便能够及时适当有效的治疗，使患者获得最好的疗效。

（李双平）

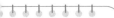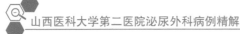

048 Zinner 综合征 1 例

病历摘要

患者，男性，30 岁，已婚。主因"排尿困难半年余"入院。

[现病史] 半年前在饮酒后出现尿频、尿急、尿痛、尿不尽等排尿困难症状。日间排尿 7~8 次，夜间排尿 5~6 次，无血尿症状，未予特殊治疗。半年内患者上述症状间断发作，自行口服"消炎药"后（具体不详）症状缓解，于 2012 年 3 月 21 日就诊于他院，行 IVP、盆腔 CT 检查，诊断为"双侧精囊囊肿、左肾缺如"。他院建议手术治疗，现患者为求进一步治疗就诊于我院，入住我科。患者自发病以来，精神、食欲尚可，睡眠欠佳，大便正常，体重无明显变化。

[既往史] 1984 年在当地医院行"左腹股沟斜疝修补术"。否认糖尿病、高血压、心脏病病史，否认肝炎、结核等传染病史，否认外伤及输血史，有青霉素过敏史。

[体格检查] 体温 36.5 ℃，脉搏 82 次/分，呼吸 20 次/分，血压 130/80 mmHg。一般状况可，心肺未见明显异常，左腹股沟可见长约 5 cm 手术愈合瘢痕，腹软，无抵抗。全腹未触及压痛及反跳痛。肠鸣音 5 次/分。

[专科检查] 双侧腰部曲线对称，未见局限性隆起；双肾区未触及肿块，叩击痛（−）；沿双侧输尿管走行区无压痛，未触及肿块；膀胱区未见局限性隆起，压痛（−）。外生殖器未见明显异常。肛周无红肿。

[辅助检查] ①泌尿系彩超（太原市某医院，2012 年 3 月 23

日）示左肾发育不全，左侧射精管囊肿不除外，双侧精囊腺囊肿。②膀胱镜（太原市某医院，2012 年 3 月 27 日）示膀胱肿块待查，精囊囊肿？③盆腔 CT（太原市某医院，2012 年 3 月 26）示左肾区缺如；精囊腺囊肿（图 48 - 1）。④盆腔 MRI（我院）示双侧精囊腺囊肿（图 48 - 2）。⑤IVP（我院）示左肾盂、输尿管未显影，右肾盂、肾大小盏、右输尿管显示良好；膀胱内充盈缺损性质待查（图 48 - 3）。⑥利尿肾图（我院）示右肾功能正常，左肾无功能（图 48 - 4）。

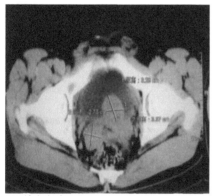

A：精囊囊肿

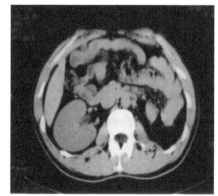

B：左肾缺如

图 48 - 1　腹部 CT

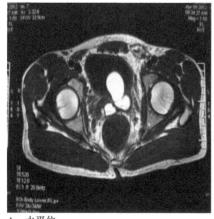

A：水平位

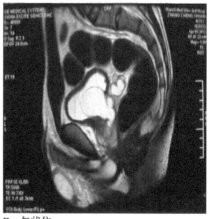

B：矢状位

图 48 - 2　盆腔 MRI

笔记

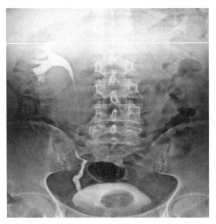
图 48 -3 静脉肾盂造影

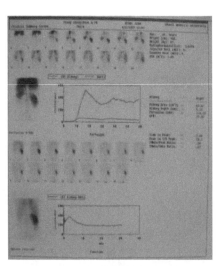
图 48 -4 利尿肾动态显像

[入院诊断] 双侧精囊囊肿，左肾缺如，左斜疝修补术后。

[治疗经过] 积极完善相关检查，行腹腔镜双侧精囊腺囊肿切除术，术后予以对症治疗。

[出院诊断] Zinner 综合征，双侧精囊囊肿，左肾缺如。

病例分析

Zinner 综合征于 1914 年首次报道，是一种罕见的先天性精囊囊肿合并同侧肾缺如的泌尿生殖系统良性病变，亦有学者报道本病可存在患侧肾脏发育不良。多发于 20 ~ 40 岁，发病较隐匿，临床罕见，发病率约 2.14/10 万。常无明显症状，多在查体时偶然发现，部分患者可因排尿症状、血精及不育等就诊，可合并泌尿生殖系统其他畸形，如隐睾、尿道下裂、两性畸形及多囊肾等。病变位于右侧与左侧的比例约为 2∶1，IVU、CT、MRI 检查对确诊有一定的价值，MRI 由于能进一步区分精囊腺囊肿的性质，对确诊更具有特异性。直肠指检可初步了解病变与前列腺及直肠的关系。B 超检查可发现盆腔无回声囊性病变；经直肠 B 超可提高诊断准确性。MRI 为确诊精囊囊肿的首选检查方法，精囊囊肿多位于一侧，与前列腺之间有前列腺包膜分隔，囊肿较大时可见对膀胱、前列腺及直肠的推压表现。完善上尿路影像学检查可进一步明确有无其他泌尿系统畸形，有助于 Zinner 综合征的诊断，避免漏诊及误诊。需鉴别患者是否存在发育不良的小肾、异位肾或重复肾，以免导致误诊。

（1）精囊结核：具有精囊炎的症状，但直肠指诊时前列腺、精囊可触及浸润性硬结，多伴附睾结核结节。

（2）精囊肿瘤：具有血精、尿频、尿急等尿路症状。直肠指诊可触及精囊部不规则硬结。精囊造影可出现充溢缺损。经会阴或直肠穿刺活检可确诊。

病例点评

（1）该患者为青年男性，出现尿频等下尿路症状。依靠典型的病史、影像学检查诊断并不困难；但该病例属罕见病例。如果囊肿体积较小应密切观察。该病例行腹腔镜治疗，并取得良好疗效。

（2）对于囊肿直径 < 2.5 cm 的无症状者无须治疗，对于囊肿较大、出现症状、保守治疗无效、具备手术指征者应积极手术治疗。由于经直肠、会阴囊肿穿刺抽吸术，经尿道精囊腺囊肿去顶术，开放手术等创伤较大、术后并发症多，近年来已逐渐被腹腔镜手术或机器人辅助腹腔镜手术取代。机器人辅助腹腔镜手术治疗本

笔记

病具有视野清晰、创伤小、出血少、术后恢复快、并发症少等优点，是目前最佳的治疗方式。

参考文献

1. 姚秀，代光成，薛波新. Zinner 综合征二例报告. 中华泌尿外科杂志，2016，37（5）：384.
2. 张森，杨文增，崔振宇，等. 先天性精囊囊肿伴同侧肾缺如 1 例报道并文献复习. 现代泌尿外科杂志，2016，21（3）：212–213，221.

（李承勇）